天津市科普重点项目

医患交流·癌症防治与康复系列丛书

肝胆胰肿瘤
百问百答

主　编　李　强　宋天强　崔云龙
编　委　（按姓氏汉语拼音排序）
　　　　陈　平　房　峰　李慧锴　穆　瀚
　　　　武　强　于　歌　张　倜　张　伟
　　　　周洪渊

天津出版传媒集团
天津科技翻译出版有限公司

图书在版编目(CIP)数据

肝胆胰肿瘤百问百答 / 李强, 宋天强, 崔云龙主编. —天津：天津科技翻译出版有限公司, 2017.6

(医患交流·癌症防治与康复系列丛书)

ISBN 978-7-5433-3690-2

Ⅰ. ①肝… Ⅱ. ①李… ②宋… ③崔… Ⅲ. ①肝脏肿瘤–诊疗–问题解答 ②胆囊–肿瘤–诊疗–问题解答 ③胰腺肿瘤–诊疗–问题解答 Ⅳ. ①R735–44

中国版本图书馆 CIP 数据核字(2017)第 112843 号

出　　　版：天津科技翻译出版有限公司
出 版 人：刘 庆
地　　　址：天津市南开区白堤路 244 号
邮政编码：300192
电　　　话：(022)87894896
传　　　真：(022)87895650
网　　　址：www.tsttpc.com
印　　　刷：天津市银博印刷集团有限公司
发　　　行：全国新华书店
版本记录：700×960　16 开本　7.75 印张　76 千字
　　　　　　2017 年 6 月第 1 版　2017 年 6 月第 1 次印刷
　　　　　　定价：18.00 元

丛书编委会名单

丛 书 序

　　随着我国社会经济的发展以及老龄化的加速,恶性肿瘤的发病率呈逐年上升的趋势, 已成为严重威胁人民生命与健康的首要疾病。我国肿瘤防控目标是降低发病率,减少死亡率。许多研究表明,肿瘤是可以预防或改善预后的,1/3 的恶性肿瘤可以预防,1/3 通过早期发现、诊断后可以治愈,另外 1/3 通过合理有效的治疗不仅可以改善肿瘤患者的生活质量,也可以使患者的生存期得到延长。但普通公众,一方面对于肿瘤的发生、发展等一般知识缺乏了解,很多人都谈癌色变;另一方面,对肿瘤诊断、治疗的水平的提高认识不足,认为肿瘤就是绝症,因而影响了预防及治疗。因此,提高健康意识、普及肿瘤防治相关科学知识是目前医务工作者和普通公众共同面临的一项艰巨任务。

　　天津医科大学肿瘤医院作为我国规模最大的肿瘤防治研究基地之一,以严谨求实的治学作风培养了一大批医学才俊。这套《医患交流·癌症防治与康复》系列丛书就是由该医院的优秀青年专家以科学研究与临床实践为依据,从普通公众关心的问题出发编写而成。对肺癌、胃癌、结直肠癌、食管癌、乳腺癌、恶性淋巴瘤,以及肝胆胰、妇科、甲状腺等常见肿瘤,从读者的角度、以问答的形式概述了各肿瘤病种的致病因素、临床表现,以及诊断、治疗、康复知识。其目的在于答疑解惑,交流经验,给予指导和建议,提高患者及公众对肿瘤防治的认识,克服恐惧,进而开展有利的预防措施,正确对待肿瘤的治疗方法,接受合理的康复措施。

本套丛书内容客观、全面,语言通俗、生动,科学性、实用性强,不失为医学科普书籍的最大创新亮点与鲜明特色。

中 国 工 程 院 院 士
中国抗癌协会理事长

前　言

　　肿瘤是机体在各种致瘤因素作用下，局部组织的细胞异常增生而形成的新生物，常表现为局部肿块。肿瘤细胞具有异常的形态、代谢和功能。它生长旺盛，常呈持续性生长。

　　肿瘤是严重威胁人类健康的疾病之一。尤其是肝胆胰腺肿瘤，因为所在器官的特殊性，发病较为隐匿，早期没有任何症状，同时我国作为发展中国家，人民基本的防癌保健意识淡薄，因此很多肿瘤患者就诊时已处于中晚期。同时肝胆胰肿瘤的治疗是以外科为中心的综合序贯治疗，由于不规范的治疗往往会带来不良的后果。

　　基于此，由天津市科学技术委员会的科普基金资助，天津科技翻译出版有限公司策划了系列肿瘤科普丛书，本书为肝胆胰肿瘤分册。本书的内容涉及常见肝胆胰良恶性肿瘤的常见问题，将专业的内容用通俗易懂的语言呈现给广大读者，旨在普及防癌保健意识以及基本的肝胆胰肿瘤的治疗原则。

本书的所有编者均是长期工作在临床一线的肝胆胰科医生,结合自身丰富的临床经验,将患者或群众可能遇到的实际问题以问答的形式呈现给大家,希望对大家有所帮助。

李强　宋天强　崔云龙

2017 年 3 月

目　录

肝脏恶性肿瘤

肝脏良性肿瘤

胆管恶性肿瘤

胆囊癌

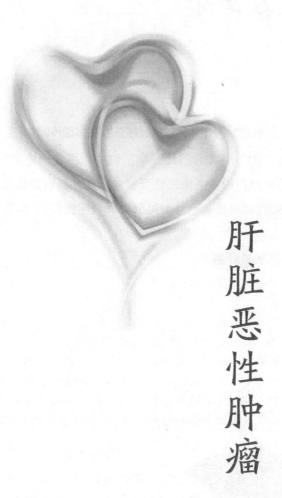

肝脏恶性肿瘤

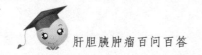

基础疑问

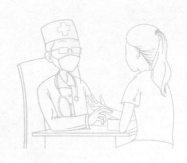

1 **什么是肝癌？为什么会发生肝癌？肝癌会遗传吗？**

肝癌是指发生于肝脏的恶性肿瘤，包括原发性肝癌和转移性肝癌两种。人们日常说的肝癌指的多是原发性肝癌。原发性肝癌是临床上最常见的恶性肿瘤之一，原发性肝癌按细胞分型可分为肝细胞型肝癌、胆管细胞型肝癌及混合型肝癌。

以下人群容易罹患肝癌

● 有慢性乙肝史或乙肝抗原阳性者。

● 肝硬化患者。

● 家族中有人罹患肝癌。

● 饮食不洁者，长期进食霉变食物、含亚硝酸盐的食物或水，以及微量元素硒缺乏的水货食物也是促发肝癌的重要因素之一。另外，其他因素如农药、染料、华支睾吸虫感染等也与肝癌的繁盛有关。肝癌的高发年龄段一般认为是35岁以上，有肝炎或肝硬化病史的人是肝癌的高发人群。这些人群应该定期做甲胎蛋白和超声检查，一般每3个月1次。

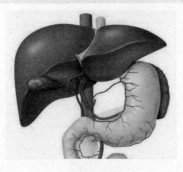

肝癌不遗传，但导致肝癌的乙肝病毒是可以"母子传播"和"在家庭成员之间传播"的。很多肝癌给人一种"家族聚集性"的表现，即一家中有多人患肝癌，如母亲患肝癌，其子女患肝癌，或兄弟姐妹之间相继出现肝癌。因此，常常给人一种印象,认为"肝癌是遗传的"。其实,主要原因是肝癌的主要发病因素与乙肝或丙肝病毒感染有关。由于乙肝可通过消化道传播或母婴传播,因此对于婴儿出生时血行传染或家庭成员之间由于不分餐而造成的乙肝病毒感染,经过长期的发展,逐渐发生肝硬化、肝癌。因此,对于乙肝阳性的母亲在出生时,一定要为新生儿注射乙肝免疫球蛋白,阻断可能造成的母婴传播;另外,对于有肝炎病毒携带者的家庭,家庭成员之间应"分餐",以减少乙肝传播的风险,从而间接降低发生乙肝相关肝癌的风险。

2 什么是肝脏转移性肿瘤?其有哪些临床表现?

肝脏转移性肿瘤是除原发性肝癌之外最常见的肝脏肿瘤。肝脏为血源性转移的癌细胞提供了良好的生长环境。虽然肝脏转移性肿瘤可源于身体的任何部位,但肺、乳房、结肠、胰腺和胃是肝脏转移性肿瘤最常见的原发性部位,而且在这些原发性部位的癌症最初的临床表现是肝脏内转移,且并不少见。

常见到一些恶性肿瘤的非特异性表现(如体重减轻,厌食和发热)。肝大、变硬并可能有触痛是该病特有的表现。如出现严重的肝大并易触及包块提示病情严重。肝

温馨提示

该病患者往往因肿瘤种植于腹膜而伴有腹水,但除非肿瘤引起胆管梗阻,往往不出现黄疸或仅伴有轻度黄疸。在典型的病例中,碱性磷酸酶,γ-谷氨酰基转肽酶早期即可升高,或者其升高程度比其他肝功能试验变化程度更大;血清转氨酶的水平变化不一。在终末期进行性黄疸和肝性脑病常预示着死亡。

区杂音及胸膜炎样胸痛伴压迫性摩擦音是此病特有特征,但并不常见。少数患者可出现脾大,尤其是患原发性胰腺癌的病例更易发生脾大。

3 什么是大肠癌肝转移?如何诊断和治疗?

大肠癌即结直肠癌,在欧美等发达国家中,占恶性肿瘤总发病率的第2

位。我国虽较发达国家发病率低，但近年有明显上升趋势。据文献报道，在大肠癌远处转移中，肝脏是最主要的转移部位。大肠癌肝转移率为 18%~83%；当临床上确诊为大肠癌时，即已经有 20%~40% 的病例发生了肝转移，手术中发现率为 8%~25%；死于大肠癌患者中 60%~70% 的人有肝转移。大肠癌肝转移不经任何治疗，平均生存期为 6~10 个月；相反，如对肝转移灶手术切除，其 5 年生存率可达 30%~50%。大肠癌肝转移术后，再次手术切除复发的肝转移癌灶，5 年生存率可达 30%，效果与首次手术治疗的疗效相仿。因此，面对大肠癌的医患双方，都必须克服消极悲观的情绪，应积极寻找肝转移癌并及早治疗，这是提高大肠癌治愈率的关键。

肝脏是大肠癌血行转移最主要的靶器官，大肠癌肝转移是大肠癌治疗的重点和难点之一。有 50%~60% 的大肠癌患者在初诊时或根治术后发生肝转移，其中绝大多数患者(80%~90%)的肝转移灶无法获得根治性切除。大肠癌肝转移也是大肠癌患者最主要的死亡原因。肝转移灶无法切除患者的中位生存期仅 6~9 个月，5 年生存率为 0，而肝转移灶能根治性切除患者的中位生存期为 30 个月，5 年生存率达 30%~40%。

温馨提示

只有通过积极的综合治疗才有可能预防大肠癌肝转移的发生、提高肝转移灶手术切除率和术后 5 年生存率。

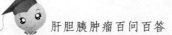

4　什么是肝肉瘤？肝肉瘤种类有哪些？

肝肉瘤是指原发于肝脏的肉瘤。多见于儿童和老年人。儿童发病可能与先天性或与胚胎性结缔组织异常发育有关；1/3 的成人患者伴发肝硬化，所以有人认为肝硬化是肉瘤前期的变化。

肝肉瘤种类繁多，原发性肝肉瘤包括血管肉瘤、平滑肌肉瘤、恶性纤维组织细胞瘤、横纹肌肉瘤、未分化肉瘤、上皮样血管内皮瘤、脂肪肉瘤和纤维肉瘤等。除部分肝血管肉瘤可能与长期接触二氧化钍、氯乙烯或砷剂有关外，大多数原发性肝肉瘤病因不详。肝肉瘤在病理上以纤维肉瘤为多。临床症状有发热、腹部肿块,病程发展险恶急剧,大多在诊断后不到一年死亡。

5 **什么是肝血管肉瘤?病因是什么?临床有哪些表现?如何治疗?预后如何?**

肝血管肉瘤又称血管内皮细胞肉瘤或恶性血管内皮瘤,是由肝窦细胞异形增生所造成的原发性恶性肿瘤。它是肝脏最常见的间叶组织肿瘤,约占肝脏原发肿瘤的2%。但与其他肝脏肿瘤相比仍属少见。

肝血管肉瘤病因不明。少数病例发生于服用合成类固醇、雌激素及避孕药后。也有报道认为与接触化学物质有关,如二氧化钍、氯乙烯、砷剂或放射性镭等。肝血管肉瘤的潜伏期在10年以上。

肝血管肉瘤的临床表现无特异性,可有腹痛、腹部不适、乏力、恶心、食欲差、体重减轻、发热等。病程进展较快,肝大,晚期可有黄疸、腹水等症状,腹水呈淡血性。常有肺、胰、脾、肾和肾上腺等肝外转移,以肺转移最为常见。不明原因的肝大,伴有消化道症状。部分病例有氯乙烯或二氧化钍接触史。会出现白细胞总数及血小板减少,凝血酶原时间延长,肝功能异常,ALP升高,血胆红素升高。X线检查、CT、肝核素扫描有助于诊断。肝血管肉瘤的患者一般无乙肝病毒感染史,血清 HBsAg 多为阴性。

肝血管肉瘤的治疗包括手术治疗和放化疗。局限性结节不伴有肝硬化者,争取早期发现、早期手术切除,术后根据病理情况可联合放化疗。不能切除的肿瘤,可采用化疗。常用的化疗药物包括氟尿嘧啶、长春新碱、环磷酰胺、多柔比星(阿霉素)和表柔比星(表阿霉素)。化疗可与放疗同时应用,可延长患者的生存期。

温馨提示

肝血管肉瘤恶性程度高,病程发展快,肿瘤切除机会少,预后差。未治疗的患者,大多数于6~12个月内死亡,3%的病例生存期超过24个月。患者一般死于肝衰竭或腹腔内出血。

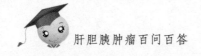

6 什么是肝血管周细胞瘤？病因是什么？如何治疗？

顾名思义，就是指发生于肝脏的血管周细胞瘤。血管周细胞瘤又称血管外皮细胞瘤，是一种罕见的软组织肿瘤，来源于毛细血管壁外的周细胞，多为单发。中年患者居多，无性别差异，好发于下肢、后腹膜和盆腔，也可发生在头颈部、躯干、上肢软组织、内脏及神经系统。本病误诊率较高，诊断主要依赖于组织病理学检查。血管周细胞瘤可分为良性、界限性和恶性三种类型。术前很难诊断。肝血管周细胞瘤的病因不明，可能与外伤、长期使用皮质激素、妊娠及高血压等有关。手术彻底切除是肝血管周细胞瘤的首选治疗方法，术后需长期随访，术前放疗可缩小肿瘤体积。术后放疗、辅助化疗效果不确切。

7 什么是肝脏上皮样血管内皮瘤？有哪些临床表现？如何治疗？

肝脏上皮样血管内皮瘤(EHE)是一种罕见的肝脏肿瘤，好发于中年女性，男女发生比例为 2:3，平均发生年龄为 41.7 岁。肝脏上皮样血管内皮瘤的发病机制至今尚未完全清楚，可能与口服避孕药、孕激素水平、氯乙烯污染、病毒性肝炎等因素有关，也有报道并发于胃癌、肝癌等肿瘤。

肝脏上皮样血管内皮瘤的临床病程介于血管瘤与血管内皮肉瘤之间。临床表现不典型，25%的患者无症状，其余表现以非特异性的上腹痛、肝大、乏力、腹水、黄疸为主，也有类似 Budd-Chiari 综合征的表现，晚期可出现全身转移、肝衰竭。实验室检查中可有 AKP、r-GT 高，肿瘤指标大多正常。腹部 B 超表现为结节性或弥漫性回声区，多为低回声病灶，或为高回声、等回声光团伴有周边的低回声边晕，且肿瘤的大小与回声的高低似乎没有必然联系，也有极少部分患者可表现为正常的超声。腹部 CT 扫描可分为多结节型和单发型，多发结节多见，直径在 1~3 cm，也有人认为单发的大结节影由多发结节融合而成。CT 表现以低密度影多见，少部分为高密度影、不均一混合性病灶，其余的表现包括钙化、囊性收缩、肝脏未受累的区域代偿性肥大、脾大等。由于 EHE 非特异性的影像学表现，常误诊为转移性肿瘤。转移性肿瘤的 CT 特点为低密度影，增强后也呈周边强化，呈"牛眼征"，与 EHE 相似。鉴别要点在于病理学检查可见 EHE 异型性不大，核分裂象少见，且免疫组织化学表达内皮细胞标记，而转移性肿瘤表达原发肿瘤的上皮标记。

肝脏上皮样血管内皮瘤对化疗、放疗均不敏感，有研究显示，肝动脉栓塞化疗(TACE)可用于等待肝移植的患者，栓塞化疗的药物可选择丝裂霉素、氟尿嘧啶、阿霉素等，部分患者行 TACE 后瘤缩小，但由于样本量极少，目前仍有待进一

温馨提示

由于 EHE 中有残存和增生的小胆管，常与胆管癌难以区分，两者的鉴别要点除细胞异型性外，EHE 表达血管内皮的标记，如 CD34、CD31、Vimentin、Ⅷ 因子阳性，而与胆管癌相关的 CK18、CK19 阴性。

步研究。迄今认为唯一可以治愈的方法为肝移植，1 年及 5 年的生存率分别是 96%、54.5%。对不能或没有条件行肝移植的患者，手术治疗是首选治疗。药物治疗中，值得一提的是沙利度胺，由于该药有抑制血管内皮的作用，故可试用于弥漫性转移性的肝脏上皮样血管内皮瘤。

8 肝脏非霍奇金淋巴瘤的特点有哪些？

非霍奇金淋巴瘤(NHL)累及肝脏在临床常见但不易被认识，而这影响了疾病的分期、治疗方案的选择和预后，一旦发生肝衰竭常迅速死亡。绝大多数患者有影像学改变，主要表现为肝脏形态饱满，体积增大；肝内单个或多个实性占位，多个实性占位多见；脾大。此外，腹部 CT 能发现 B 超不能发现的病灶。当临床出现不明原因的发热、黄疸、肝功能异常，而护肝治疗无效时，应及时行腹部 B 超、CT 检查，并随诊。影像学检查能得到肝脏的完整图像，能较早发现肝浸润，无论在疾病的开始或随访中都是有意义的。在诊断困难时可在 B 超、CT、腹腔镜引导下进行肝穿刺活检，以提高阳性诊断率。因而临床应综合分析、定期随诊。NHL 发生肝脏浸润、肝功能异常时，予以全身化疗

温馨提示

化疗剂量酌情减少，待肝功能改善后，再调整化疗方案。

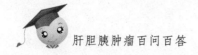

是可行并且有效的，但应注意选择影响肝功能小的药物如 VCR、足叶乙苷等。OP/VP/COP/CHOP 等方案在临床应用中取得较好的疗效。B 细胞型肝脏 NHL 的治疗有效率、生存期高于 T 细胞型。T 细胞 NHL 更容易发生肝脏病变，治疗效果差，中位生存期短，易死亡。死亡原因为肝衰竭，肿瘤进展和感染等。如患者是进行多疗程、多方案化疗后发生的肝脏浸润，效果较差，而小细胞、B 细胞来源的生存期较长。有报道称，对 B 细胞肝脏 NHL 单独使用利妥昔单抗可取得较好的疗效，其缓解期达 18 个月。原发性肝脏 NHL 罕见，至今没有公认的治疗策略，有人用新辅助治疗 6 周期后肿块完整切除，患者已存活 5 年。

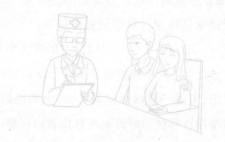

诊断疑问

9 **怀疑肝癌需要做哪些检查?**

(1)超声检查。B 超检查既方便又实惠，能够显示肿瘤的形态以及大小和部位，诊断准确率较高。肝脏病变的检出率也是相当高的。肝癌达到 1~3 cm，最快需 4~6 个月的时间。如果第一次做 B 超没有发现肝癌，4~6 个月后再检查，肝癌还在 3 cm 以下，此时进行治疗还是不错的。

(2)CT 检查。CT 检查是非常重要的手段，而且此检查手段比较普遍。但是直径小于 2 cm 的肝癌或密度近似正常肝实质，CT 是很难发现肝癌踪迹的。另外，如果只有平扫 CT 而无强化 CT，则难以鉴别肝癌和其他良性占位(如肝血管瘤、肝囊肿、肝脓肿等)。

(3)MRI 检查。MRI 无放射性辐射，组织分辨率高，可以多方位、多序列成像，对肝癌病灶内部的组织结构变化如出血坏死、脂肪变性以及包膜的显示和分辨率均优于 CT。

(4)甲胎蛋白检查。当做完以上检查后怀疑是早期肝癌时，医生一般会建议进行甲胎蛋白检查辅助诊断。这是一种常见的检查方式，目的是观察有没有肿瘤标志物。甲胎蛋白对于检查有敏感性，但临床上有大约 1/3 的肝癌患者甲胎蛋白未必就高，因此甲胎蛋白不高者并不能完全排除患肝癌的可能性。

温馨提示

对良、恶性肝内占位，尤其与血管瘤的鉴别，可能优于 CT；同时，无须增强即能显示门静脉和肝静脉的分支；对于小肝癌 MRI 优于 CT。

(5)对于肝癌的高危人群，应有针对性的进行检查，包括每 3 个月 1 次的抽血化验甲胎蛋白和 B 超检查。B 超检查应到有经验的医院和 B 超医生那里做，因为 B 超检查的人为因素非常重要。因仪器设备、解剖部位、操作者的手法和经验等因素的限制，检出的敏感性和定性的准确性会受到一定影响。因为超声检查准确性不高，只能作为筛查手段，如超声诊断为肝癌，还需检查肝癌标志物（AFP、CA19-9 等）、强化 CT 或强化 MRI 等。

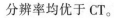 10 转移性肝癌的影像学表现有哪些？

(1)超声表现。肝内单发或多发结节，可为低回声、强回声或不均匀回声，典型的表现是呈"牛眼征"改变。

(2)CT 表现

- 平扫：肝内单发或多发圆形或分叶状肿块，大多表现为低密度，多在低密度病变内存在更低密度区域，从而显示为同心圆状或等高线状双重轮廓为其特征。边界多为模糊不清。
- 增强：肿瘤强化，境界清楚，中央密度多低于周围部分，肿瘤边缘可显示环形不规则强化，部分可见"牛眼征"，表现为病灶中心为低密度，边缘为高密度强化，最外层密度又低于肝实质。
- 少数如宫颈癌、食管癌等肝转移性肿瘤，内部几乎全部坏死、液化表现为囊性密度，壁较厚或有不规则强化。此外，如大肠癌、卵巢癌等的肝转移性肿瘤也可合并有钙化，表现为点状、斑块状、羽毛状的高密度灶。

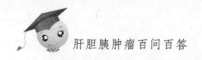

(3)MRI 表现。对较小的转移癌也比较敏感,T2 加权像多表现为高信号。

11 肝脏转移性肿瘤如何诊断?

肝脏转移性肿瘤的晚期病例诊断往往很容易,但病情较轻的病例诊断常较困难。各种扫描技术已广泛用于肝脏转移性肿瘤的诊断,而且往往有很高的价值。尽管如此,这些技术并不能发现较小的转移性病灶,也不能有效地将肿瘤与肝硬化及其他良性原因引起的肝脏肿块区分开。一般来说,超声、CT 和 MRI 扫描比放射性核素扫描更准确。现在,许多医疗中心都采用超声扫描技术作为最初的检查方法,对已确诊恶性肿瘤的病例也广泛使用超声检查和肝功能试验,作为常规监测有无肝脏转移灶的方法。当恶性肿瘤的治疗需确定是否有扩散时,做这种检查是合理的。不过,其敏感性及特异性均较低,从而大大降低了诊断价值。

> **温馨提示**
>
> 有些专家更喜欢在腹腔镜直视下进行肝活检,尽管这样做更为复杂。

肝活检可确诊肝脏转移性肿瘤。如果怀疑发生肝脏转移性肿瘤或治疗需要组织学根据时,应做肝活检。大约 65% 的病例经肝活检可获得阳性结果,另有 10% 的病例经吸出液体的细胞学检查证实,而且肝活检在超声检查引导下进行时,其阳性率可增加。

12 儿童肝母细胞瘤有什么临床表现?如何检查和治疗?

肝母细胞瘤是一种恶性肝脏肿瘤,几乎均发生在 3 岁之前,它是儿童最常见的肝脏肿瘤,约占所有肝脏原发性肿瘤和瘤样病变的 45%,占原发性恶性肿瘤的 62%。儿童肝母细胞瘤是由肝脏胚基组织发生的肝脏恶性肿瘤,多发生于 3 岁以下婴幼儿。临床特点是腹部逐渐增大、上腹可触及包块、食欲减退、消瘦、贫血等;晚期有黄疸、腹水等。根据临床表现和实验室、辅助检查结果确诊。

本病初发时,一般症状不明显,无黄疸或发热。可能因腹部胀满,偶被父母发现。有时是在健康检查时被医生发现了腹部包块,稍大儿童可诉腹痛。肝癌细胞有时可产生促性腺激素而使患儿发生性早熟。个别患儿可见皮肤出现色素沉着,有的患儿不觉有腹痛。病程较一般恶性肿瘤进展迅速。可有食欲减退、乏力、进行性体重减轻,晚期可有发热、继发性贫血、腹水及下肢水肿,偶见上消化道出血及黄疸。触诊可见肝大、坚硬,肝边缘明显硬,表面不光滑、有结节。

血清甲胎蛋白的检测对肝癌的诊断极为重要,90%~100%的肝母细胞瘤患儿血清甲胎蛋白为阳性,比成人病例更高(成人为70%~80%为阳性)。许多生物化学物质如蛋白、脂质、酶等皆由肝脏产生或在肝脏中进行代谢,故血胆固醇、乳酸脱氢酶(LDH)、清蛋白、球蛋白、碱性磷酸酶、胆红素等检查均能反映肝脏功能,均属必要。血清碱性磷酸酶常增高,这对肝癌的诊断亦颇有帮助。超声检查、核素肝扫描对本病诊断均有帮助。CT、MRI对诊断均有参考价值。

如果发现及时,肝母细胞瘤是可治愈的肿瘤。但由于39%~70%的患者在就诊时因肿瘤体积较大,无法手术。如果肿瘤是单发的、瘤体较小、位置表浅且无肝外转移,手术切除可获治愈。一般发现时即行手术切除是可行的;对于肿瘤体积较大的,一般先选择术前化疗。肝母细胞瘤对化疗比较敏感,经过3~4个周期化疗,肿瘤体积明显缩小,可明显提高手术安全性和彻底性。

肝母细胞瘤的化疗一般采用依托泊苷、顺铂、阿霉素、卡铂、吡柔比星、环磷酰胺等。术前化疗减融对使原发肿瘤缩小以达到手术完全切除或减少肿瘤残留及减少术后原发部位复发、转移起到积极的治疗作用;术后化疗对于巩固疗效、提高患儿生存率具有重要意义。因此,化疗是决定肝母细胞瘤患儿综合治疗效果的重要治疗手段之一。

13 成人肝母细胞瘤有哪些特点?如何诊断?治疗策略如何?预后如何?

肝母细胞瘤大多数见于6个月以及5岁婴幼儿,其发病机制尚不明确,目前对其研究相对匮乏。细胞核中P53蛋白的累积及染色体位点的异常可能与肝母细胞瘤的发病有关。但目前肝母细胞瘤的研究大多针对儿童,成人少见。与儿童相比较,成人肝母细胞瘤中约25%的患者合并肝纤维化及HBV感染,而肝纤维化及HBV感染是否与成人肝母细胞瘤有某种相互关联,成人肝母细胞瘤的发病机制是否与儿童一致,这需要将来进一步研究来证实。

在诊断上,由于成人肝母细胞瘤在临床上十分罕见,故该疾病的诊断经验

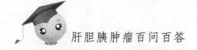
十分匮乏。成人肝母细胞瘤的临床表现通常为腹痛、腹胀、腹部有巨大包块及体重减轻，但这些临床表现也可见于肝脏其他恶性肿瘤中。成人肝母细胞瘤在发病年龄及性别上与其他肝脏恶性肿瘤相比较也并无明显差异，单从临床表现来说，这些相似之处对明确诊断带来极大困难。

温馨提示

而临床上当其合并血清AFP升高时，也极易误诊为原发性肝癌。值得注意的是，在儿童肝母细胞瘤中，AFP阳性率为90%。

　　成人肝母细胞瘤的恶性程度高，预后较差。以手术为基础的综合治疗对患者的预后帮助最佳，但由于此病通常无特异性临床表现，发现时大多处于晚期，有部分患者可能会因此失去手术机会。对于此类患者，积极的化疗将成为一种重要的选择。化疗一方面可能使部分患者肿瘤组织缩小从而获得根治性切除，另一方面可能对延长患者生存时间有积极的效果。化疗方式推荐使用选择性肝动脉栓塞(TACE)。目前肝母细胞瘤应用较为广泛的化疗药物有顺铂、阿霉素、卡铂等。

治疗疑问

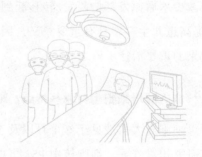

14 肝癌的治疗方法包括哪些？肝癌的局部治疗、肝移植指的是什么？

　　肝癌的治疗方法包括肝切除、射频消融、肝移植、选择性肝动脉栓塞(栓塞化疗)、索拉菲尼等。手术切除、射频消融和肝移植是可能达到根治效果的三种治疗手段。

肝癌的局部治疗是指针对肝内肿瘤的局部治疗，包括射频消融、微波消融、冷冻治疗、选择性肝动脉栓塞(栓塞化疗)等。

肝移植手术是指通过手术植入一个健康的肝脏到患者体内，使终末期肝病患者肝功能得到良好恢复的一种外科治疗手段。肝移植包括活体肝移植和尸肝移植。活体肝移植就是从健康捐肝人体上切取部分肝脏作为供肝移植给患者的手术方式，如果捐肝的人和接受肝脏的人之间有血缘关系，又叫亲体肝移植。活体肝移植是解决世界性供肝短缺的重要手段。

15 什么样的肝癌患者适合接受肝切除或肝移植手术？

中华人民共和国《原发性肝癌诊疗规范》(2011 版)强调，应遵循最大限度地完整切除肿瘤，使切缘无残留肿瘤的彻底性和最大限度保留正常肝组织，降低手术死亡率及并发症的安全性的原则。早期肝癌(单发病灶、直径小于 5 cm、无肝内转移和大血管侵犯)肝切除疗效明显。近年来手术切除的 5 年存活率显著提高，而且可手术切除的中晚期肝癌患者，术后长期生存率也显著高于非手术或姑息治疗者。因此，不管肿瘤的大小、多少、有无门静脉或肝静脉癌栓或胆管癌栓，一般肝功能 Child-Pugh 评分为 A 级且吲哚菁绿 15 分钟滞留率(IC-GR15)低于 20%，在此基础上，可再利用影像学技术估算预期切除后的余肝体积，余肝体积占标准肝体积的 40% 以上的患者，建议手术切除。

目前国际通用的肝移植手术指征主要有两种：一种是米兰标准，另外一种是 UCSF 标准。中国一些大的肝移植中心总结各自经验，将肝移植的指征做了适当扩展，主要有杭州标准、上海复旦中山标准。

手术禁忌证

一般情况差或存在严重的并发症难以耐受肝移植手术；存在肝外转移；存在大血管癌栓等。

16 所有肝癌治疗方法中手术切除是最好的吗？

手术切除适用于能最大限度地切除瘤灶并尽可能地保留正常肝组织，具有较好肝功能的早中期肝癌患者。对于一些中晚期的肝癌患者，手术切除已

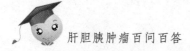

无法达到根治性切除的目的，手术带来的创伤与术后的生存获益达不到平衡，非手术治疗成为首选治疗。例如，不能手术切除的中晚期原发性肝癌患者，以及可以手术切除，但由于其他原因(如高龄、严重肝硬化等)不能或不愿接受手术的患者。对于上述患者，介入治疗可以作为非手术治疗中的首选方法。靶向药物在肝癌领域的应用已展现出显著的优势，已成为晚期肝癌患者的首选治疗。

17 肝癌的微创治疗包括哪些？什么是肝癌射频消融治疗？哪些患者适合做射频消融治疗？射频消融治疗肝癌的效果如何？

肝癌的微创治疗是指采用相对于手术而言创伤更小的肝癌外科治疗方法。近年来，具有微创特点的肿瘤局部消融技术不断应用于肝癌治疗，主要适用于肿瘤位置较深的肝癌及肝硬化较重难以耐受手术切除的患者。其基本原理是使用物理方法(如射频消融、微波固化、激光、冷冻)破坏肿瘤组织，达到治疗目的。

肝癌射频消融治疗是肝癌微创治疗的一种。射频消融的原理是通过射频在电极针周围产生离子震荡导致发热，局部温度可达 90℃~100℃，而导致肿瘤组织发生凝固性坏死。

射频消融治疗可用于直径小于 3 cm 的单发肿瘤或最大直径小于 3 cm

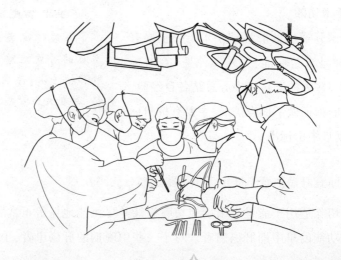

的 3 个以内多发结节，无血管、胆管侵犯或远处转移，肝功能 Child-Pugh 评分为 A 级或 B 级的早期肝癌患者。无严重肝肾心脑等器官功能障碍、凝血功能正常或接近正常的肝癌，不愿意接受手术治疗的小肝癌以及深部或中心型小肝癌，手术切除后复发、中晚期癌等各种原因而不能手术切除的肝癌，肝脏转移性肿瘤化疗后患者等待肝移植

温馨提示

在超声引导下经皮消融的方法，具有微创、安全、操作简便、易于反复施行、成本费用相对低廉的显著优点，对于有肝硬化背景和高度复发倾向的患者来说，临床依从性较高，在我国已得到广泛的应用。

前控制肿瘤生长以及移植后复发转移等，均可采取消融治疗。对于符合射频消融适应证的患者，射频消融是外科手术以外的最好选择。对单发肿瘤直径小于 3 cm 的小肝癌多可获得根治性消融，其长期预后与手术效果相当。

18 射频消融治疗能代替手术切除治疗小肝癌吗？

射频消融和手术切除治疗小肝癌各有优点和缺点，应该根据病情合理地选择射频消融和手术切除，发挥优势才是正确的选择。对于周围型的小肝癌，即在肝脏边缘的肝癌，手术切除方法简单，切除彻底，就应该用于手术

温馨提示

如果是肝硬化严重的小肝癌，手术切除的风险大，则适合用射频消融治疗。

切除的方法；而该部位的小肝癌，如用射频消融的方法治疗，容易有出血的并发症。另外，对于位置较高的肿瘤，由于难以准确定位，也不适合射频消融治疗；而对于深在肝实质内的小肝癌，手术切除需要切除多量的正常肝脏才能切除肝癌，如用手术切除的方法就不合算了，而此时用射频消融的方法，既安全，损伤又小，效果也好，就该用射频消融治疗了。

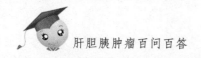

19 **肝癌需要化疗吗?治疗肝癌的常见化疗药物有哪些?它们的常见不良反应有哪些?**

原发性肝癌中,除已经证实的FOLFOX方案对肝细胞肝癌治疗有效外,其他的化疗方案均未能证实有效。对于肝内胆管细胞癌,可选择吉西他滨联合奥沙利铂方案化疗。对于伴有肝炎病毒感染、肝硬化的患者,化疗一定要慎重,应根据肝功能情况、病毒复制情况酌情给予。对于转移性肝癌,如结直肠癌肝转移、胃癌肝转移、胰腺癌肝转移、肺癌肝转移、胆囊癌肝转移等,一般按照原发灶的化疗方案给予化疗。

常见的化疗药物有氟尿嘧啶、顺铂、奥沙利铂、吉西他滨等。肝细胞癌可采用介入栓塞联合局部化疗,而不建议采用全身化疗。而对于另外一种原发性肝癌,肝内胆管细胞癌,可采用顺铂或奥沙利铂联合吉西他滨治疗。

化疗的常见不良反应主要包括恶心、呕吐、脱发、末梢神经反应(奥沙利铂)、血象变化(白细胞减少、血小板减少等),停药后一般可缓解或消失;对于白细胞减少的患者,可采用粒细胞集落刺激因子升白治疗。

20 **中药治疗肝癌有效吗?**

在机体多种恶性肿瘤中,肝癌是我国传统医药治疗中最常见到效果的肿瘤之一。中医以整体观念根据患者的全身特点辨证论治,适用于各型各期肝癌。中医中药治疗应注意整体的攻补兼顾,根据肝癌患者的不同情况,采用不同的治疗方法。一般来说,中医药治疗肝癌的优势在于有利于稳定病情,毒副作用轻微,症状改善较明显,使病情发展减慢,少数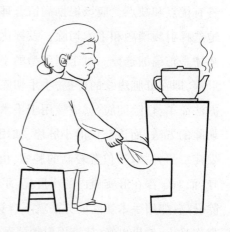患者肿瘤缩小或较长期带瘤生存,患者易于接受和费用比较低廉。

目前认为,中医药可以作为肝癌的辅助治疗,有助于减少放化疗的毒性,

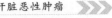

改善癌症相关症状,提高生存质量,并且有可能延长生存期。

21 放疗对肝癌治疗有效吗? 射波刀、伽马刀、χ刀能治疗肝癌吗?

放射治疗是恶性肿瘤治疗的基本手段之一,但在 20 世纪 90 年代以前,由于放疗效果较差,且对肝脏损伤较大,因此原发性肝癌患者较少接受放疗。20 世纪 90 年代中期之后,三维适形放疗和调强适形放疗等现代放疗技术逐渐成熟,为放疗在肝癌治疗中的应用提供了新的机会。国内外学者已经陆续报道了采用现代放疗技术治疗不能手术切除的原发性肝癌的研究;对于局限于肝内的肝癌患者,放疗结合介入治疗的 3 年生存率可达到 25%~30%。

温馨提示

射波刀、伽马刀、χ刀都属于立体定向放射治疗范畴,是利用射线束来进行肿瘤治疗的一种方式,区别在于应用的媒质,也就是射线的性质不同罢了。上述方法均可用于治疗肝癌,其治疗的效果和生物性质大同小异。

22 肝脏转移性肿瘤如何治疗?

肝脏转移性肿瘤的治疗往往无效。全身性化疗可使肿块暂时缩小并延长生命,但对原发部位的依赖很大,而且不可能治愈此病。有些医疗中心提议对选择性病例行肝动脉插管化疗。尽管这样做肿瘤的反应率增加,而且全身性毒性反应减少,但与静脉化疗相比,患者存活时间没有明显改善。肝区的放射性治疗对缓解剧烈的疼痛有时有一定的效果,但对其他方面没有疗效。尽管手术切除单个肝脏转移灶的方法并未广泛接受,但一些外科医生仍愿意这样做,尤其对肠源性的肝脏转移性肿瘤。对大多数广泛转移的病例最好还是采用姑息疗法和家庭支持疗法。

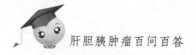

23 什么是生物治疗？生物治疗有哪几种？生物治疗适合哪种类型的肝癌患者？

生物治疗是一个广泛的概念，涉及一切应用生物大分子进行治疗的方法，种类繁多。如果从操作模式上来分，可分为非细胞治疗和细胞治疗。生物治疗是继手术、放疗和化疗后发展的第四类癌症治疗方法，系利用和激发机体的免疫反应来对抗、抑制和杀灭癌细胞。

国内外已广泛开展的生物治疗，涉及免疫治疗(细胞因子、过继性细胞免疫、单克隆抗体、肿瘤疫苗)、基因治疗、内分泌治疗、干细胞治疗等多个方面。目前，大多数生物治疗方法或技术尚处于研发和临床试验阶段，小部分已应用于临床。一些单中心的小规模临床试验结果提示，生物治疗可提高患者的生活质量，减少术后复发率。

乙型肝炎相关性肝癌患者根治性切除术后长期应用 INFα 辅助治疗，可以有效地延缓和降低复发率，并具有抗病毒疗效。一般认为，适当应用胸腺素肽 $\alpha1$ 和 IL2 可以增强免疫功能、辅助抗病毒和抗肿瘤作用，有助于降低术后复发和改善生活质量。国内学者多数报道，细胞因子应与其他抗肿瘤治疗联合应用。目前用于肝癌过继性细胞免疫治疗的免疫活性细胞主要是：细胞因子诱导的杀伤细胞(CIK)和特异杀伤性 T 淋巴细胞(CTL)。CIK 细胞治疗对于清除残癌、降低抗肿瘤毒副反应、改善生活质量有较好疗效。放射免疫靶向治疗具有一定疗效。我国 SFDA 已批准 [131]I–美妥昔单抗注射液用于肝癌治疗，需扩大病例，进一步观察，获得更确切的证据，尚不推荐作为常规治疗。肝癌疫苗和基因治疗正在进行临床试验中，其中树突状细胞(DC)疫苗受到较多关注。生物化疗等综合治疗模式显示出良好的效果和耐受性，但缺乏大规模、多中心协作研究的证据。由于生物治疗开展随机对照的大规模临床试验研究难度大，循证医学证据还不充分，不推荐作为常规治疗，但可作为辅助治疗或不能手术情况下的治疗。

24 肝癌的预后如何？

肝癌的发病率和死亡率都很高，尽快采取早期治疗措施，是肝癌唯一可能治愈的办法。一般来说,肝癌的早期治疗应以手术切除为首选方法。因此,一旦确诊为肝癌早期,应及早进行手术。肝癌的早期治疗是治疗的最佳时期,往往可以得到根治。其预后主要取决于是否及时采取了恰当的治疗手段。一般来说,早期癌肿较小,未发生扩散转移,手术可以根治性切除瘤灶,术后可

采取一定的治疗手段以防止复发。对于中晚期的肝癌患者主要采用非手术治疗的办法,以介入治疗为首选。这种方案主要适合于不能切除的非转移性肝细胞癌患者,不适宜肝功能失代偿者,否则会出现严重的并发症。

根治性肝切除术后 5 年内肝癌复发率高达 70%~80%。但随着医疗技术发展,现在肝切除已进入"精准"阶段,不再像以前那样一切了之。精准肝切除是一种全新的外科理念和技术体系,它的目标是:最小的创伤侵袭、最大的肝脏保护、最佳的康复效果。过去的医生做肝切除时非常矛盾和为难,切多了怕术后肝衰竭,切少了又怕肿瘤切不干净导致术后复发。现在提倡精准肝切除的理念后,医生可以很好地在根治病灶和保护肝脏、减少机体创伤之间找到平衡。伴随着精确肝切除的发展,肝癌术后的生存率已显著提高。

25 结直肠癌肝转移术后复发如何治疗?

因为肝转移癌患者术后复发最常见的部位仍是肝脏,有 10%~20% 的患者肝内再次复发。有文献报道,肝转移癌切除的患者,再次手术者平均生存达 23 个月,明显高于化疗组和非手术治疗组。故有人提出再次肝切除结合肝外病灶切除的方法可延长患者生命。当肝脏同时存在其他病变,尤其是慢性肝病引起的硬化性肝脏病变,肝脏的再生能力显著下降。手术治疗可能不会使患者受益。在这种情况下,可选用以下治疗手段。消融治疗,用化学药物或能量破坏肿瘤,可以经皮穿刺进行,也可以术中进行。可通过经皮穿刺方式开展的消融治

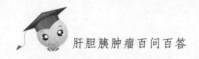

疗,包括冷冻、射频、酒精(乙醇)和栓塞。这一治疗手段常可有效控制肿瘤生长,但难以达到治愈的目的。消融治疗可单独使用,也可结合手术治疗。

26 结直肠癌肝转移应先切除结直肠肿瘤还是肝脏转移性肿瘤?

对于患者身体状态好、肝内病灶数目少、肿瘤体积小,切除肝转移灶肝脏体积损失不大的患者,可考虑同时行结直肠癌切除和肝转移灶切除。而对肝内多发或太大的转移癌,不能同期手术的切除者,可考虑先行术前新辅助放疗和(或)化疗,待肿瘤体积缩小后,再考虑手术。手术可先切除结直肠肿瘤,二期切除肝转移灶;也可先切除肝转移灶,二期切除结直肠肿瘤;如果患者存在梗阻症状,可考虑先行切除结直肠肿瘤,二期再切除肝转移灶。

27 结直肠癌肝转移的化疗和靶向方案有哪些?

结直肠癌肝转移最常用的静脉化疗方案包括 mFOLFOX6 和 FOLRIRI。对于年龄较大、身体状态较差的患者,可以考虑口服卡培他滨(商品名希罗达)化疗。

在无法切除的结直肠癌肝转移患者的治疗中加入分子靶向药物,其有效性已得到广泛证实。目前认为,化疗联合应用分子靶向药物治疗,是提高肝转移灶切除率的最有前景的治疗方法。西妥昔单抗联合化疗有更好的转化切除率。

温馨提示

与单纯化疗相比,联合西妥昔单抗或帕尼单抗可显著增加总体反应率、R0切除率,无进展生存也显著延长。

28 什么是神经内分泌肿瘤肝转移?一旦发现,如何治疗?

肝转移是神经内分泌肿瘤预后较差的预测因素之一。神经内分泌肿瘤具有惰性生长特点,但易早期发生肝转移。神经内分泌肿瘤罕见,在全部恶性肿瘤中的比例不足 1%,多发生于胃、肠、胰腺。在这类肿瘤中最常见的是类癌,其发生率大约为 2.5/10 万,占全部胃肠胰神经内分泌肿瘤的 50%。根据起源的部位不同,可将类癌分为前肠(肺、支气管及直到空肠的上部胃肠道)、中肠(回肠和阑尾)和后肠(直肠和结肠)。此类肿瘤可发生于整个神经内分泌系统,但最常见的累及部位是胰腺。根据肿瘤分泌的物质是否引起典型的临床症状可以将神经内分泌肿瘤分为两大类:有功能性和无功能性。

迄今为止,外科手术仍然是神经内分泌肿瘤肝转移唯一的治愈性手段。神经内分泌肿瘤患者接受根治性手术后,多数患者仍将出现肝脏局部复发和肝外脏器转移,因而主张一次或多次尽可能切净原发灶与转移灶。肝移植技术由于资源稀少,筛选患者指征严格,复发率高,无法广泛开展。因此,选择性动脉介入、消融等多种治疗手段在控制肿瘤负荷和解除临床症状等方面具有较高的应用价值,且创伤小、恢复快、安全性好。而在系统治疗方面,药物治疗主要包括生长抑素类似物、靶向药物和化疗药物,能有效延长部分患者的无病生存期与总生存期。

温馨提示

如何挑选最合适的时机确定最适宜的干预方式,如何确定不同治疗的最适宜人群,尚需要更多循证医学证据。

针对胰腺神经内分泌肿瘤的化疗以及舒尼替尼和依维莫司两种靶向药物的应用为晚期患者带来了希望,长效生长抑素类似物对于中肠来源的进展期病变也具有症状控制和抑制肿瘤进展两方面的作用。手术联合肝脏非手术治疗与药物治疗,是神经内分泌肿瘤肝转移的治疗策略。

29 中晚期肝癌如何治疗?什么是肝癌的介入治疗?其多长时间做 1 次?

中晚期肝癌的治疗,应当以介入治疗、靶向治疗为主。根据 NCCN 美国癌症治疗指南,介入和靶向治疗已经被公认为中晚期肝癌的首选治疗。采用局部化疗药物灌注、肿瘤血管栓塞等方式集中杀灭肿瘤细胞,最大限度地降低肿瘤负荷(减少恶性肿瘤数量、体积),在临床上取得了良好的治疗效果,有效地改善了患者的生存质量,延长了生存时间。

在肝癌的治疗中,血管性介入治疗主要是选择性肝动脉灌注治疗(TAI)、选择性肝动脉栓塞(TAE)、选择性肝动脉化疗栓塞(TACE)。其生理学基础是正常肝细胞的血液供应 20%~25%来自肝动脉,75%~85%来自门静脉。而原发性

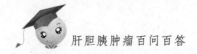

肝癌的血液供应 90%~95%来自肝动脉,这就为肝癌血管性介入治疗肿瘤提供了解剖学基础。三者的具体技术方法是相同的,就是在皮肤上穿刺大概 3~5 mm 的小口,从动脉内插管至肝癌供血动脉,再通过导管给药;不同之处在于给的药物不同。肝癌介入治疗中常用药物分两类:栓塞剂和化疗药。栓塞剂主要包括吸收性明胶海绵、微球等,微球有药物控释微球、含放射性元素的微球等。化疗药物主要包括氟尿嘧啶、丝裂霉素、顺铂、奥沙利铂等;氟尿嘧啶类药物包括5-FU、雷替曲塞等;铂类药物包括顺铂、奥沙利铂、洛铂等。

温馨提示

肝癌的介入治疗一般是按需治疗,即根据患者的身体状态、肝功能的恢复情况和肿瘤的控制情况。对于初次治疗的患者,一般每月做 1 次,并根据肿瘤控制的情况、患者的身体状态、肝功能的恢复情况进行调整。

30 肝癌介入治疗后有哪些副作用? 应如何处理?

由于肝癌的介入治疗是通过栓塞肿瘤供血血管和给予化疗药物,因此术后可能出现因肿瘤坏死导致的发热、上腹部疼痛等症状,以及所谓的"栓塞后综合征"。栓塞后综合征是指介入栓塞治疗后 3~15 天中,患者出现局部疼痛、发热、白细胞计数增高等表现,是由于栓塞后局部缺血、代谢产物或坏死物质吸收所致。介入治疗栓塞后局部组织缺血坏死,继而出现临床症状(如栓塞部位疼痛、全身发热、恶心、呕吐等症状),这些症状是一过性变化,一般在 10~15 天内逐渐缓解、消失,可以进行对症处理(脾栓塞疼痛可持续很久)。

31 肝癌患者需要抗病毒治疗吗?

现已证实,乙肝病毒感染可明显增加肝癌发生率,肝癌患者高达90%合并乙肝病毒感染。乙肝病毒携带者在手术或选择性肝动脉化疗栓塞(TACE)治疗期间肝脏并发症发生率较高,主要是与乙肝病毒的再活化有关。据报道,有19%~55%的接受细胞毒药物化疗的患者出现乙肝病毒复制的再活跃,临床表现为从无症状肝炎到致死性肝脏失代偿期表现。早期的研究提示，预先使用抗病毒治疗,可以显著降低肝癌切除术或射频消融术后的复发转移风险;也可降低介入治疗期间乙肝病毒复发的危险。对中晚期肝癌患者进行抗病毒联合介入或射频消融的积极治疗，疗效显著。慢性乙肝抗病毒治疗有明确的指征,不能任意服用。但对于合并

温馨提示

即使有些患者的 HBV-DNA 的滴度不高,在已发生肝癌的基础上, 下列因素也提示需抗病毒治疗: 年龄超过 40 岁,合并有肝硬化。抗病毒治疗可以降低肝癌的复发率。

肝癌的慢性乙肝患者,几乎所有的患者都已达到了需要抗病毒治疗的标准。

32 干扰素治疗肝癌有效吗？怎么给药？有什么副作用？

干扰素治疗乙肝患者不仅可以显著降低肝硬化和肝癌的发生危险，并可提高其生存率。对于肝癌切除术后的患者, 干扰素可明显降低肝癌的复发风险,延长生存期。干扰素的作用有三方面:抗病毒作用、直接抗肿瘤作用和通过调节身体免疫力间接抗肿瘤作用。最新的研究表明,干扰素患者应进一步检测 microRNA-26a,根据 microRNA-26a 表达情况,给予更加个体化的治疗。

干扰素的副作用包括发热等感冒样症状,还可引起血象变化,包括白细胞减少和血小板减少,一般停药或减量后症状和血象可以好转。国产短效干扰素(赛诺金或运德素)300 万单位 1 支 1 次,一周肌内注射 3 次,比长效干扰素的副作用小。绝大部分患者可很好的耐受干扰素治疗。

33 目前常用的抗病毒药物有哪些？哪种抗病毒药物的效果更好？

目前市面上常用的抗病毒药物包括拉米夫定、恩替卡韦、阿德福韦、替诺福韦等,最常用的是拉米夫定和恩替卡韦。拉米夫定上市时间最早,价格也最便宜,但长期口服后发生耐药率高,一旦耐药则需联合阿德福韦,或更换其他抗病毒药物。恩替卡韦(博路定)价格稍高,一年的费用大概在 10 000 元,但耐

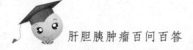

药率非常低，只有大约1%。抗病毒药物一旦服用，不能随意停用，因停用后乙肝病毒会发生反弹，而反弹后药物控制更加困难。因此，停用抗病毒药物一定要在肝内科或传染病医院专业医生的指导下进行。

34 伴有肺转移的肝癌患者是否可以选择手术治疗？

肝癌细胞生长极为活跃，侵袭性强，易侵犯包膜和血管，致局部扩散和血道转移而影响预后。肝癌中后期很容易发生肝癌远处转移，最为常见的部位为肺部。肝癌肺转移的症状有咳嗽、咯血、气急、胸闷、发热等。而发生肺转移时还可能出现肿瘤压迫的症状。肝癌转移到肺部后，患者身体更差，且病情较重，一般已经失去手术治疗的最佳时机。但对于部分肝癌肺转移患者，身体状态较好，肺转移为单发，可考虑手术切除。对于位置比较理想的患者，可通过胸腔镜微创手术切除肺转移灶，术后恢复快，对身体影响小，部分患者可取得良好疗效。

35 肝癌的靶向治疗药物有哪些？索拉菲尼的副作用有哪些？

肝癌的靶向治疗也取得了较好的疗效。小分子多靶点药物索拉菲尼（英文名Sorafenib，商品名多吉美）是世界上第一个被批准应用于晚期肝癌临床的多靶点的靶向治疗药物。索拉菲尼是一种多激酶抑制剂，可抑制肿瘤细胞和血管内皮细胞多个与细胞生长有关的激酶，具有抗肿瘤细胞和抗肿瘤血管的双重作用。由于肿瘤生长速度快，需要诱导肿瘤血管为其提供养分，因此抗肿瘤血管相当于掐断了肿瘤的后勤补给，可明显抑制肿瘤的生长。

温馨提示

索拉菲尼在晚期肝癌的有效率在1/3左右，平均可延长3个月的生存期。索拉菲尼的副作用主要包括乏力、腹泻、手足反应、高血压、出血、脱发等，一般不严重，通过对症处理即可。严重的副作用发生后，可考虑药物减量甚至停药。

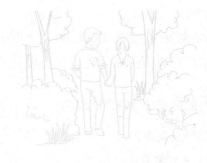

康复疑问

36 **肝癌手术后的呃逆该如何处理？**

肝癌患者术后发生呃逆多为暂时性的,但有时也可为顽固性的,可能是中枢神经或膈肌受到刺激引起的。术后早期发生呃逆者,可采用压迫眶上缘,短时间吸入二氧化碳,抽吸胃内积气、积液,给予镇静或解痉药物等方法治疗;出现顽固性呃逆的患者,应做B超检查,看有无膈下积液或感染,以便及时处理。

37 **肝癌术后注意事项有哪些？**

(1)休息与活动。术后应注意卧床休息,增加肝脏的血流量,减轻肝脏负担,有利于肝脏修复和肝功能恢复。肝癌术后护理要注意劳逸结合,进行适当锻炼,如慢跑、散步等,避免劳累和重体力活动。注意自我保护。

(2)饮食调理。肝癌术后饮食要清淡,定时定量,适量优质蛋白、高热量、富含维生素、低脂肪的食物,忌食油炸、生冷、辛辣等刺激性食物。多吃新鲜蔬菜、水果,戒烟酒。

(3)保持情绪稳定。肝癌术后要尽量避免精神紧张和情绪激动,保持心情愉快,以积极乐观的态度配合各项治疗和护理,尽快康复。

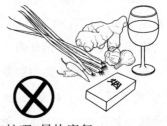

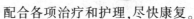

(4)要有充足的维生素。维生素 A、C、E、K等都有一定的辅助抗肿瘤作用,维生素 C 主要存在于新鲜蔬菜、水果中;胡萝卜素进入人体

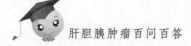

后可转化为维生素A，所以肝癌术后护理应多吃胡萝卜、菜花、黄花菜、白菜、无花果、大枣等。

（5）定期复查。做到定期复查，对于肝癌的高复发，可以早发现、早治疗，才能巩固治疗疗效，提高患者的生存获益。

38 肝癌术后随访需要做哪些项目？为什么？发现问题该如何处理？

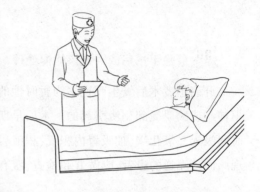

肝癌的复发率很高，2年复发率高达50%，5年复发率高达75%。肿瘤作为全身性的疾病，并不是切完就算了，就一劳永逸了。要做到定期复查，对于肝癌的复发，只有早发现、早治疗，才能巩固治疗疗效，提高患者的生存获益。术后前3个月内，应每月进行1次上腹B超及血生化、肿瘤标志物的检查。3个月之后应每3个月复查1次，若发现甲胎蛋白（AFP）持续升高、肝功能异常或B超诊断异常，应进一步行上腹增强CT或MRI以明确原因，必要时穿刺活检，做到复发早发现、早治疗。

39 如何预防肝癌术后的复发转移？

肝癌的复发转移是目前肝癌研究领域内的主要课题之一。研究证实，针对肝癌复发可能存在的三个环节，即肝内局部、门静脉、体循环内癌的侵袭，观察了相应治疗的预防复发作用，表明术后包括干扰素、经皮穿刺肝动脉栓塞化疗术（TACE）、免疫治疗及中药等的积极处理，对具有特定的肿瘤病理学特性和肝功能代偿

温馨提示

对于伴有乙肝病毒感染的患者，目前已经证实术后抗病毒治疗可降低肝癌术后复发率，并提高肝癌患者的生存期。

状况的肝癌个体可起到抑制复发，延长生存时间的作用。

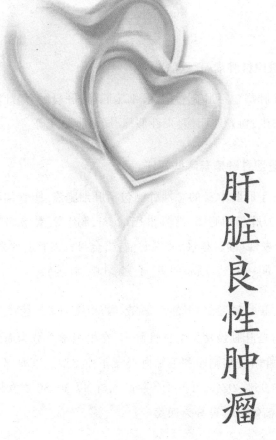

肝脏良性肿瘤

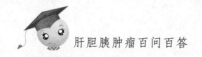

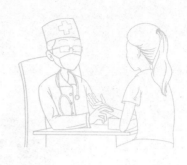

基础疑问

1 肝脏良性肿瘤有哪些?

肝脏良性肿瘤包括肝血管瘤、肝细胞腺瘤、肝囊肿、局灶性结节性增生、结节性再生性增生、血管肌脂瘤、炎性假瘤、局部脂肪变等。

2 肝脏恶性肿瘤有哪些?

常见原发于肝脏本身的恶性肿瘤包括肝细胞癌、胆管细胞癌、前两者混合型癌,少见的为肝母细胞瘤、恶性淋巴瘤、纤维肉瘤、黏液肉瘤,原发性肝细胞癌最常见。继发性(即转移性)恶性肿瘤:指全身各器官的原发癌或肉瘤转移至肝脏所致(胃、胆、胰、结直肠、卵巢、子宫、乳腺、肺等)。

3 什么是肝血管瘤? 肝血管瘤的发病原因是什么? 年轻人会得肝血管瘤么?

肝血管瘤是肝脏最常见的良性肿瘤,在组织学上分为海绵状血管瘤、硬化性血管瘤、血管内皮细胞瘤和毛细血管瘤 4 种类型。以海绵状血管瘤最多见,占肝血管瘤的 95%~98%,可见于各年龄人群,以 30~50 岁女性多见。

临床上根据瘤体大小可分为四类

- 小血管瘤(小于 5 cm)。
- 血管瘤(5~10 cm)。
- 巨大血管瘤(10~15 cm)。
- 特大血管瘤(大于 15 cm)。

肝海绵状血管瘤多数为单发病变,但仍有约 10% 的患者为多发病变。

目前认为，肝海绵状血管瘤为先天性良性血管错构瘤，并非真性肿瘤，属肝微动脉畸形。确切发病原因尚不清楚，但多数学者认为由胚胎发育过程中血管发育异常所致，生长特性为血管进行性扩张而非增生或肥大。

本病可发生于任何年龄，30~70岁多见，平均为47岁，男女比例为1:3。儿童肝血管瘤是较为常见的血管畸形病变，约占儿童肝肿瘤的12%；最常见于6个月以内的婴儿，男女发病率相等，大多数为多发，约40%的患儿合并其他组织脏器的血管瘤。

> **温馨提示**
>
> 在有症状的肝血管瘤中，54%的患者的症状并非由血管瘤本身引起，而系因胃肠道或胆道等疾病所致。因此，临床上对有症状的肝血管瘤应特别重视排除其他器质性病变的存在。

4 肝血管瘤病情的进展速度快么？肝血管瘤会癌变么？哪些人易患肝血管瘤？出现了什么情况需要警惕？

绝大多数肝血管瘤生长缓慢，症状轻；临床上不需要特殊治疗。一般病程较为稳定，有个别病例生长速度快，是在1~2年内甚至3个月内增大的。

在临床上观察到，绝大多数肝血管瘤发生在40岁以后，多在查体或因其他疾病检查时发现。此时发现，肝血管瘤已开始发生退化改变。只有极少数肝血管瘤由于某种因素刺激而增长过快，从而产生症状，多见于35岁以前的年轻人，尤其是反复怀孕和长期口服雌激素类避孕药的育龄妇女，其机制尚不明确。

肝血管瘤血窦壁内皮细胞为成熟内皮细胞，无增殖行为，因此，迄今为止尚未见到肝血管瘤恶变的报道。

临床上，肝血管瘤多见于青年妇女，有报道称，妊娠期或口服避孕药者血管瘤可迅速增大而出现症状，但其机制尚不明确，肝血管瘤是否有女性激素依赖性也难以肯定。肝血管瘤的症状无特异性，原因也常难以明确。

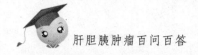

5 什么是肝囊肿？肝囊肿是肿瘤么？肝囊肿分为哪些类型？肝囊肿有哪些原因？如何发现肝囊肿？

肝囊肿一般是指肝脏的囊性病变。肝囊肿是最常见的肝脏良性疾病之一，虽是一种占位性病变，但不是肿瘤。

肝囊肿发病原因，一般认为有如下可能。

先天性肝囊肿：由于肝内胆管和淋巴管胚胎时发育障碍，或胎儿期患胆管炎，肝内小胆管闭塞，近端呈囊性扩大及肝内胆管变性，局部增生阻塞而成，多为多发。常伴有肾脏或其他脏器的多囊性变。

> **肝囊肿的分型**
>
> 肝囊肿按病因可以分为先天性、寄生虫性、创伤性、感染性与肿瘤性等。临床上多为先天性肝囊肿与肿瘤性肝囊肿，先天性肝囊肿包括单纯性肝囊肿和先天性多囊肿。按照个数，也可以分为单发囊肿和多发囊肿。

潴留性肝囊肿：为肝内某个胆小管由于炎症、水肿、瘢痕或结石阻塞引起分泌增多，或引起胆汁潴留，多为单个，也可因肝钝性挫伤，致中心破裂的晚期。病变囊内充满血液或胆汁，包膜为纤维组织，为单发性假性囊肿。

单纯性肝囊肿一般无症状，多于体检时发现；可以是单个或多个，小的直径不到 1 cm，大的直径可达 10 cm 以上。当囊肿增大压迫周围器官或出现并发症时，可出现临床症状，表现为不同程度的上腹饱胀、疼痛、恶心、呕吐、进食减少、腹部肿块、肝大等。疼痛性质多为隐痛或胀痛，合并囊内出血或破裂时，可表现为急腹症(发生概率极低)；合并囊内感染时，可表现为发热、肝区疼痛、白细胞增多等。

6 什么是肝腺瘤？肝腺瘤的高危人群是哪些？肝腺瘤有哪些症状？

肝腺瘤是一种少见的类似肝细胞组成的实质性良性肿瘤。一般没有肝炎等肝病背景，好发于中年女性。

大多数肝腺瘤的发生与口服避孕药有关，其发病率在长期口服避孕药者中为 3%~4%，且发病率与服药时间和剂量有一定的关系。超过 90% 的肝腺瘤患者发生于年轻女性，且至少有 75% 的肝腺瘤患者有服用避孕药史，超过 30 岁服用避孕药的妇女患病的危险性增高；肝腺瘤的发病率与服用避孕药的时间和剂量有直接关系；绝经后妇女极少有肝腺瘤发生。发生于男性的肝腺瘤可能与糖尿病、糖原贮积症及使用雄性激素等有关。

症状随肿瘤大小、部位及有无并发症而不同。5%~10% 无任何症状，多在肝脏转氨酶升高，孕期 B 超检查或常规体检时意外发现。约 1/3 的肝腺瘤患者有腹块及近期发生的右上腹疼痛，性质可为隐痛；并有腹胀、恶心、食欲缺乏等不适。文献报道的肝腺瘤自发性出血的比例高达 30%，特别是妊娠期由于激素水平升高，肿块生长迅速，常出现肿块破裂和出血。当肿瘤发生破裂出血时，患者可出现突发的右上腹剧痛，查体可发现腹肌紧张，局部压痛、反跳痛，严重者可有失血性休克的表现；偶见黄疸及发热等。

7 肝腺瘤会恶变么？肝腺瘤最严重的并发症是什么？如何诊断肝腺瘤？如何治疗肝腺瘤？肝腺瘤手术后效果怎么样？如何预防肝腺瘤？

尽管有停用口服避孕药后，肝腺瘤可能缩小甚至消失的现象，但亦有停药后病灶变化不大，甚至多年后进展为肝细胞癌的报道。文献报道其转化为肝细胞癌的比例约为 5%。

腹腔内出血是最为严重的并发症，需急诊处理。肿瘤发生破裂出血时，患者可出现突发的右上

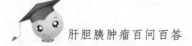

腹剧痛,严重时患者可有失血性休克。

若女性患者有长期口服避孕药史,发现肝脏肿物,经肝脏 CT 或者 MRI 检查可以确诊。

凡经检查发现肝内有占位性病变,拟诊为肝腺瘤者,因存在恶变的风险,不论其有无症状,均应争取尽早手术治疗,不能手术者则应避免妊娠。肿瘤破裂时必须急诊手术。

肝腺瘤手术切除后,一般预后良好。但少数报道有腺瘤恶性变和术后复发者。故为预防术后复发,应争取彻底切除病灶,包括切除部分正常的肝组织。有服避孕药史者,应立即停药。

温馨提示

现在认为,肝腺瘤的患者,女性与口服避孕药有着密切的关系;男性则与糖尿病糖原贮积症及使用雄性激素等有关。因此,针对明确的病因进行预防是目前本病预防的关键。

8 什么是肝脏局灶性结节性增生(FNH)?FNH如何发生的?FNH 有什么症状?

肝脏局灶性结节性增生是一种肝脏良性占位性病变,较少见,多好发于年轻女性,但与口服避孕药无关。是仅次于海绵状肝血管瘤的第二位肝脏良性肿瘤。目前认为,FNH 是肝实质对先天存在的动脉血管畸形的增生性反应,或与炎症、创伤等引起的局限性血供减少有关,而非真正意义上的肿瘤。临床上 FNH 偶与血管瘤等血管异常病变伴发,也支持先天性血管异常病变学说。也有研究者认为 FNH 的发病可能与雌激素有关。

目前认为,FNH 是肝细胞对先天性血管发育异常的一种增生性反应,由正常肝细胞异常排列形成,其内可有小胆管,但不与大胆管相通,有库普弗(Kupffer)细胞,但常没有功能。

绝大多数 FNH 患者无临床症状,只有不到 1/3 的患者因为轻微的上腹疼痛不适或腹部肿块等就诊。通常情况下 FNH 是在剖腹手术或体检时偶然发现的。

有症状的患者可表现为右上腹疼痛不适、肝大或右上腹包块。体检可发现肝脏位于右肋缘下或右上腹有一质硬肿块,有压痛、表面光滑,随呼吸上下移动。

诊断疑问

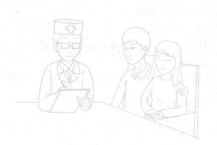

9 确诊肝血管瘤需要做哪些检查?肝血管瘤需要穿刺活检吗?怎么区别肝血管瘤和肝癌

临床症状及实验室检查对诊断肝海绵状血管瘤没有特异性。肝血管瘤的诊断有赖于肝功能、肿瘤标志物、超声、CT、MRI等系列检查。

除非肿瘤迅速增大压迫胆管或有血栓形成外,肝功能一般均在正常范围内。少数巨大血管瘤并发血栓形成时,偶尔会引起中度甚至严重的贫血、血小板减少或低纤维蛋白原血症。如肿瘤标志物化验均无异常升高,本病须经过2~3项的联合影像学检查方能确诊。B超方便易行,可以用来筛查。CT表现有特征性,但对于较小的病变有时仍难与其他病变区分。MRI对本病具有特殊的诊断意义,不会遗漏较小的病变。

血管瘤的诊断主要依靠影像学检查。肝血管瘤经上述两项以上的影像学检查有典型表现者即可确诊,无需再做进一步检查。影像学诊断首选B超,次选MRI、CT,大多数病例均能得到确诊。

对可疑病变进行诊断性穿刺活检尚有争论。虽然针刺活检较为安全,但也有

温馨提示

MRI诊断本病的敏感性为73%~100%,特异性为83%~97%,应列为继B超之后的主要检查方法。

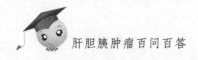

出血致死的报道，尤以位于肝表面或包膜下血管瘤穿刺活检更具出血的危险性。因此，对疑诊血管瘤的病变应禁忌经皮肝穿刺活检。

肝功能、肿瘤标志物、B 超、CT、MRI 或肝动脉造影等系列检查，以及肝脏活检均可予以鉴别。

10 确诊了肝血管瘤该怎么办？

肝血管瘤为良性病变，目前仍未发现对肝血管瘤有疗效药物。如血管瘤小于 5 cm，定期随诊即可。如瘤体大于 5 cm，且有自觉症状，应到医院去遵医嘱处理。大多数肝血管瘤没有症状，长期随防也不会有明显增大，也不会发生癌变或产生并发症，因此无需治疗。

若有明显症状，如血管瘤巨大压迫胃、肠等邻近器官，引起上腹部不适、腹胀、嗳气、腹痛、食欲下降、恶心等症状，临床上确认这些症状系血管瘤所致，则可能考虑手术治疗。

少数血管瘤可能并发凝血功能障碍，如消耗凝血因子、血小板等，这种情况下就需要手术切除。

11 肝囊肿有哪些症状？如何诊断肝囊肿？肝囊肿如何治疗？

肝囊肿因生长缓慢可长期或终身无症状，常在 B 超检查时偶然发现。其主要临床表现随囊肿位置、大小、数目、有无压迫邻近器官和有无并发症而异。单纯性肝囊肿相对少见，发病率女多于男，男女之比为 1:4。约 20%患者有症状，最常见的首发症状为腹围增大，其初发症状可始于任何年龄，但多发生在 20~50 岁。

(1)临床上较常见的其他症状和体征

- 胃肠道症状：当囊肿增大并压迫胃、十二指肠和结肠时，可引起餐后饱胀、食欲减退、恶心和呕吐等症状。
- 腹痛：大而重的囊肿可引起上腹膨胀不适、隐痛或轻度钝痛。突发剧痛或出现腹膜炎的症状体征时，提示有囊肿出血或破裂等并发症发生，并可出现畏寒、发热。
- 腹部包块：发现腹部包块是许多患者的主要初发表现。
- 黄疸：肝门邻近的囊肿压迫肝管或胆总管可引起轻度黄疸，其发生率较低。

(2)诊断方法

- B超:B超检查诊断肝囊肿具有敏感性高、无创伤、简便易行等优点,对小于1 cm的囊肿也易检出,准确率达98%,而且能确定囊肿的性质、部位、大小、数目及累及肝脏的范围,为本病的首选检查方法。
- CT及MRI检查:CT及MRI检查能准确显示肝囊肿的部位、大小、范围及性质,确诊率达98%。并能与肝肿瘤、肝脓肿等鉴别。

(3)治疗。肝囊肿的治疗应视其大小、性质及有无并发症而定。直径5 cm以上并出现压迫症状者可在超声引导下穿刺抽液,以缓解压迫症状。但抽液后不久囊肿又会增大,需反复抽液。此法操作简便,不需剖腹,对不能耐受手术的巨大肝囊肿患者仍不失为一种可行的治疗方法。囊肿有感染时宜行外引流术。当有并发症出现,如囊肿破裂、囊蒂扭转、囊内出血或囊肿巨大压迫邻近器官影响进食者,需外科手术治疗。

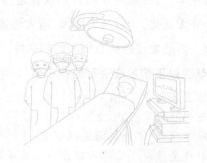

治疗疑问

12 肝脏局灶性结节性增长如何诊断?需要与哪些疾病鉴别?如何治疗?预后如何?

临床诊断主要依据影像学检查,结合临床表现及实验室检查可以初步诊断。最终诊断需要手术切除病变,经病理组织学诊断。影像学检查主要包括超声、CT、MRI。实验室检查中,肝功能及AFP等多在正常范围。

鉴别诊断主要是跟肝细胞癌(HCC)的鉴别,

> **温馨提示**
>
> 本病为良性病,预后良好。病灶发展极为缓慢。

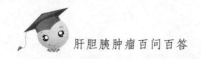
对下一步治疗方案有决定性的意义。除了影像学检查(CT、MRI、超声)以外,病史、乙肝三系、HBV-DNA、肿瘤标志物(AFP)、穿刺活检都是重要的诊断手段,其中活检病理是金标准。

FNH是没有恶变倾向的良性病变,并且并发症少见,对于其处理已形成以下共识:FNH的观察随访是安全的,一旦诊断明确应避免手术;只有在肿瘤生长或组织诊断不明确的情况下才行手术切除。

对诊断明确并有临床症状的FNH可采用射频消融等微创治疗方法。对少数肿块巨大或多灶性FNH,可以行手术切除。

有关妊娠与FNH并发症发生的危险性尚无定论,对于希望妊娠的妇女不必要行预防性切除。

13 肝血管瘤的治疗指征是什么?手术能治愈肝血管瘤吗?

近年来,对肝血管瘤的自然病程进行研究发现,随时间推移,多数肝血管瘤大小并无变化,少数增大缓慢,增大迅速者极少,罕见自发破裂,未发现癌变的报道。因此处理指征有很大的相对性。

一般认为以下情况应进行治疗干预

- 瘤体直径大于 5 cm。
- 出现明显临床症状。
- 诊断不明确,不能排除恶性病变。
- 生长速度较快或瘤体内因出血坏死等体积突然增大。
- 位于肝门部产生压迫症状。
- 自发破裂者。
- Kasabach-Merritt 综合征者。
- 瘤体内动静脉分流出现心力衰竭者。
- 小儿肝血管瘤自发破裂的机会多于成人,并且常伴有瘤体内动静脉分流,易引起高排出量心力衰竭。
- 微血管病性贫血、血小板减少症以及低纤维蛋白原血症等并发症的发生率也显著高于成人,故小儿肝血管瘤应采取积极治疗。

但笔者认为，如果查体发现肝血管瘤后，应积极随访，若有增大及早处理，不必要等到 5 cm 以上，最好采用射频及微波等微创治疗方法，且越早越好。

对于巨大肝血管瘤（直径超过 10 cm），无论有无明确临床症状均应进行手术治疗。通常，直径小于 5 cm 无症状的肝血管瘤，可行 B 超或 CT 随访，暂不需要手术处理。

温馨提示

手术治疗是治愈肝血管瘤的有效办法。将肝血管瘤完整切除或将其所在部位的肝脏部分切除可以达到治愈的目的。

康复疑问

14 肝脏良性肿瘤术后饮食上应注意什么？

（1）忌辛辣、刺激性食物。辛辣、刺激性食物易刺激胃肠黏膜，引起胃酸分泌过多，而易诱发一系列胃肠道不适症状，对病情的稳定极为不利，所以应忌辛辣、刺激性食物。

（2）忌高脂肪、高胆固醇食物。肝脏代谢、解毒功能相对较弱，食用高脂肪、高胆固醇食物后难以被有效消化、吸收，从而极易加重肝脏负担、加重病情，所以肝血管瘤饮食应忌蛋黄、动物肝脏、羊肉等高脂肪、高胆固醇食物。

（3）忌高糖食物。糖易发酵，易诱发腹胀症状，对病情不利。此外，患者本身肝脏代谢功能较弱，食用高糖食品后，不能完全、有效代谢掉多糖，而导致多余的糖转变成脂肪存储在肝脏，从而加重肝脏负担，对病情不利，所以肝血管瘤饮食忌高糖食物。

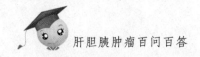

15 肝脏良性肿瘤在运动及饮食上有哪些需要注意的?

肝良性肿瘤可以运动,如果肝血管瘤不大,那么可不必限制运动,一般的锻炼都可以。如果肝良性肿瘤瘤体积较大,则应控制运动量和运动力度,需要避免激烈、对抗性运动,多注意保护肝区。

对于局限性脂肪肝的患者,应该"戒烟,戒酒""少吃,多运动"。控制体重在合理范围之内,避免肥胖、超重;饮食方面应该注意减少高糖、油腻食物,多补充蛋白质、维生素,如瘦肉、牛奶、鸡蛋、蔬菜、水果等;作息时间要合理,避免熬夜、作息时间不规律等。运动方面应注意餐后活动,多喝水。

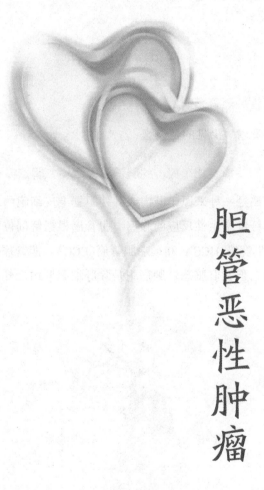

胆管恶性肿瘤

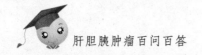
基础疑问

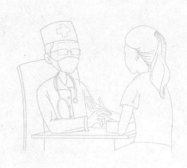

1 胆管恶性肿瘤有哪些？

常见的为胆管癌。少见的是肉瘤。

2 什么是胆管癌？哪个部位的胆管癌更常见？胆管癌的病因有哪些？

原发性胆管癌是一种来源于肝内或肝外胆管上皮细胞的恶性肿瘤，通常是伴随不同程度纤维增生性反应的腺癌。胆管癌根据解剖位置分为肝内胆管癌(ICCA)、肝门胆管癌(HCCA)和远端胆管癌(ECCA)。胆管癌占所有消化道恶性肿瘤的3%左右,但在肝脏恶性肿瘤中是除肝细胞肝癌之外的第二种常见恶性肿瘤。

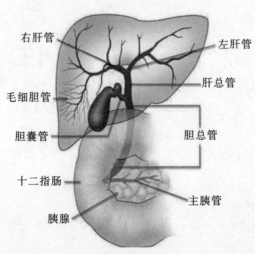

尽管胆管癌可起源于肝内、肝外胆管的任何部位,但肝门部胆管癌占整个

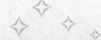

胆管癌病例的 2/3 左右。1965 年，Klatskin 首先将肝门胆管癌作为一种独立的疾病进行描述，其占所有胆管癌的 60%~70%，而肝内胆管癌只占 5%~10%，远端胆管癌占 20%~30%。在我国及日本肝门部胆管癌尤为常见。肝门部胆管癌的高比例是我国胆管癌发病的一个特征。

> **温馨提示**
>
> 在我国原发性胆管结石、胆道蛔虫以及中华分支睾吸虫引起的胆道感染是胆管癌常见的致病因素。

现已公认，各种导致慢性胆道炎症反应和胆汁淤积的情况均可导致胆管癌。已发现数个确定导致胆管癌的危险因素，流行病学研究已经显示一些与胆管癌发病有关的因素。胆管癌与肝癌在发病因素方面有明显的差别。胆管癌的发生与 HBV、HCV 感染或真菌毒素无关。肝硬化患者中仅有 10%~20% 的患者发生胆管癌。

3 胆管癌如何分型？胆管癌的临床表现如何？无痛性黄疸的意义有哪些？

胆管癌大体表现为实性灰白色肿块。位于肝实质周围的胆管癌通常为孤立、单发、体积较大，卫星灶偶见。

根据肿瘤的大体表现，将常见胆管癌分为以下几种类型

- 乳头型：多见于下段胆管，尤其壶腹区。
- 结节型：体积较小，多见于中段胆管，向管腔内生长。
- 硬化型：多见于肝门，尤其是汇合部，为体积不大的腺癌。
- 弥漫型：以管壁增厚、管腔狭窄为特征，易发生广泛区域的受累。

胆管癌的临床表现根据癌肿的部位不同而有不同的表现。胆管癌由于生长缓慢、转移较晚，病变早期的临床表现缺乏特异性。

胆管癌的临床症状主要有三种类型

- 阻塞性黄疸型：黄疸呈进行性加重，伴有上腹部胀痛、乏力、食欲缺乏。
- 急性梗阻性胆管炎型：表现为发冷、发热、腹痛、黄疸。
- 胆管狭窄型：患者常并发原发性胆管结石、肝门胆管狭窄或胆管囊性扩张症，表现为长期腹痛。

无痛性黄疸为肝门部胆管癌常见的表现，常伴有乏力、瘙痒、发热、腹痛及

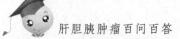

厌食。如肿瘤侵犯肝总管或汇合部,肝脏呈一致性肿大,深度黄疸而胆囊空虚。当有胆囊管侵犯时表现为胆囊肿大、积液;下段胆管癌表现为肝脏一致性增大、胆囊增大、无痛性黄疸;中段胆管癌的特征型表现为胆囊增大,并充满白色胆汁。起源于肝实质内的二级以上胆管癌早期无明显的临床表现。巨大的末段胆管癌表现为体重减轻、腹部及腰背部疼痛、上腹部肿块、肝脏增大,晚期患者出现腹水、黄疸;起源于左肝管的癌肿,在尚未侵犯肝管汇合部或未同时侵犯右肝管时可无黄疸,肝脏呈不对称性肿大,即左肝缩小、右肝代偿性增大。

4 原发性硬化性胆管炎会发生胆管癌吗?肝外胆道的良性肿瘤多吗?

在西方国家原发性硬化性胆管炎是胆管癌的主要危险因素。原发性硬化性胆管炎患者一生中发生胆管癌的风险从 7%~20% 不等。存在原发性硬化性胆管炎背景的患者,年度胆管癌发病率为 0.6%~1.5%。在原发性硬化性胆管炎患者中确诊胆管癌的平均年龄普遍较低。在诊断为原发性硬化性胆管炎之后,胆管癌通常可以得到早期诊断。

> **温馨提示**
> 胆囊癌也多来自于原发性腺瘤,对于壶腹癌,在 22 例腺癌中发现有 19 例存在腺瘤残存。

肝外胆道的良性肿瘤相当少见,在 1 份 43 例肝外胆管癌的病理组织学研究中,仅发现 9 例腺瘤。这种情况在结直肠癌中也可以看到,大多数癌来自于腺瘤。

5 胆管结石是什么?

根据结石发生部位可分为肝内和肝外胆管结石。肝内胆管结石与胆道感染、胆汁淤滞、胆道寄生虫有关。结石多为胆色素混合性结石,可多发,其特点是形状不整、质软易碎、大小不一,也可呈铸形或管状结石,也可呈泥沙样积聚在扩张的胆管内。好发于左、右肝管汇合部或左肝管内。其近端胆管可扩张,甚至形成肝内脓肿。

> **温馨提示**
> 结石引起胆管系统的梗阻和反复感染,最终导致胆管狭窄,扩张和肝脏的纤维化。

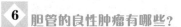

6 胆管的良性肿瘤有哪些？

胆管的良性肿瘤不常见,常在靠近壶腹部的胆总管远段,肝总管少见,肝内胆管罕见。常见的有以下几种。

(1)胆管腺瘤。占胆管良性肿瘤的绝大多数,为胆管内良性上皮性肿瘤。大小为数毫米至数厘米不等,平均大小为 5.8 cm,边界清楚,无包膜。肿瘤由小的胆管样结构组成,纤维基质中含有淋巴细胞,可见门静脉残体,但未见肝细胞成分,可发生于胆管壁,亦见于整个肝外胆道系统。无囊性结构及胆汁成分。大体呈结节状(绝大多数为单发),临床多无症状,男性患者多见,与多囊性疾病无关联。

(2)胆管囊腺瘤。胆管囊腺瘤可表达 CEA,通常为小叶性,可见纤维包膜。腔内含有乳白色或蛋青色液体或黏液状物质。该肿瘤分有两种亚型,即黏液性囊腺瘤和浆液性囊腺瘤。前者多见,后者少见。

(3)胆管乳头状瘤。胆管乳头状瘤特点是可以单发或多发,可广泛分布于胆道各处,分为广基型和带蒂息肉型。单发乳头状瘤常位于壶腹周围。多见于中年患者,男女比例为 2:1。

(4)内分泌肿瘤。肝外胆道上皮细胞中存在正常的内分泌细胞是分泌生长抑素的 D 细胞。由肝外胆道起源的内分泌肿瘤,罕见,好发于中年女性;可分为类癌、胃泌素瘤和生长抑素瘤。可起源于胆总管、肝总管或肝管。黄疸为常见的临床表现。

温馨提示

50%的患者表现为肝内和肝外胆管的弥漫性受累;近30%的患者为肝内胆道受累;20%的患者为肝外胆道受累,多发性状肿瘤可见胰管受累;因具有复发性,易导致上皮发育异常,形成原位癌或侵袭性癌肿,故胆管乳头状瘤属于癌前病变。

(5)神经性肿瘤。罕见,病因不明确,是发生于肝外胆管的良性肿瘤,占肝外胆管系统良性肿瘤的 1%,好发年龄为 14~45 岁。临床上常见梗阻性黄疸或胆绞痛。肿瘤发生在胆囊管可引起胆囊管梗阻伴发急性胆囊炎;发生在胆总管可呈边缘光滑的团块、偏心性狭窄、胆管部分梗阻等征象。

(6)平滑肌瘤。平滑肌瘤为食管、胃、小肠常见的良性肿瘤,肝外胆管平滑

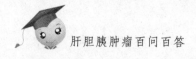
肌瘤少见。

(7)炎性假瘤。为非肿瘤性病变,呈肿瘤样外观,可引起肝外胆管系统的梗阻,术前甚至术中难与胆管肿瘤相鉴别。多位于肝门部、胆管汇合部、胆管远段。黄疸及腹部不适为常见的临床症状。

7 胆管癌的分期和分型有什么临床意义?肝内胆管癌的分期有哪些?肝门胆管癌的分期有哪些?

胆管癌分期的目的是获得预后和自然病程的信息,指导治疗,并通过标准化分期使不同研究中心和不同时间的研究具有可比性。胆管癌的预后因素和治疗手段根据肿瘤在胆管树所处位置的不同而异。单侧的肝内胆管细胞癌更倾向于进行手术切除,而肝门胆管癌如果仅侵犯单侧肝脏倾向于手术,如果侵犯双侧肝脏则适合接受扩大肝脏切除联合胆肠吻合, 或在适合的情况接受肝移植术。远端胆管癌常常需联合胰十二指肠切除即 Whipple 手术,除非在一些肿瘤局限于胆总管中段的病例可行胆管切除联合胆肠吻合术。

目前针对肝内胆管癌有三个分期系统,包括美国癌症联合会的 AJCC/TNM 分期、LCSGJ 分期以及日本国立癌症中心 Obayashi 教授的 NCCJ 分期。这三个分期系统的主要区别在于对 T 分期的定义不同。

肝门胆管癌的第一个分类系统是 Bismuth-Corlette 分类, 是根据肝门区胆管的进展程度将肝门胆管癌分为四型,其目的最初是为了指导外科手术治疗。然而严格地讲,此为分类系统而非分期系统。其缺陷在于缺乏关于血管受侵、局部转移、远处转移、淋巴结转移和肝叶萎缩方面的信息。因此,此分类系统无预后价值。另外,此分类系统对胆道变异如三支胆道的病例并

温馨提示

手术是胆管癌唯一潜在根治手段,因此明确肿瘤的位置和分期对于明确手术指征和禁忌证,以采取最佳的治疗方案是至关重要的。不适当的分期往往导致患者丧失根治性切除机会,或让不适合手术的患者接受手术而导致不必要的并发症和死亡率。

不适用。纽约纪念医院分期系统是 Blμmgart 教授及其同事创立的,根据肿瘤部位、胆道受累程度、门静脉侵犯和肝叶萎缩情况进行分期。在更新的第 7 版 AJCC/UICC 分期系统中,肝门胆管癌从远端肝外胆管癌中独立出来。这是一个重要修改,因为肝内胆管癌、肝门胆管癌和远端胆管癌在临床表现、自然病程、治疗方案和分子标志物方面是有差异的。目前对于肝门胆管癌尚无最佳的分期系统。目前的分期系统可以帮助手术决策,但缺乏重要的临床信息,或不能作为判断患者是否应接受手术治疗的标准。

8 胆管癌能根治吗? 胆管癌的预后和哪些因素有关?

近年来胆管癌的手术切除率也不断得到提高。Nakeeb 等研究表明,手术切除可以明显延长胆管癌患者的生存时间,尤其是根治性切除,能提高患者的5年生存率。外科手术切除是肝外胆管癌患者获得长期生存的唯一有效治疗措施。中下段胆总管癌切除率高于肝门部胆管癌。

温馨提示

大量文献报道淋巴结转移和切缘癌残留是影响预后的独立因素。

胆管癌的转移途径有局部浸润、血管侵犯、淋巴转移、神经侵犯和腹腔种植等。其中局部浸润的发生与其分化程度密切相关,神经和周围纤维组织侵犯和淋巴结转移是胆管癌转移的重要特点,也是难以根治和复发率高的首要原因。

诊 断 疑 问

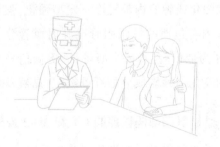

9 胆管癌的 B 超检查有什么意义?

B 超检查是最简单、无创伤的检查手段,由于胆管扩张发生在黄疸出现之前,因此 B 超具有早期诊断胆管癌的价值。其检查结果可显示扩张的胆管、梗阻的部位,甚至能定位肿瘤病灶。胆管癌的声像可呈肿块状、条索状、突起状及血栓状。肝内胆管癌常表现为肿块或条索状,肝门部胆管癌常为条索状,下段胆管癌呈突起型。肝门部血栓状声像可能为肝门癌、胆囊癌或转移癌。随着声像学技术的发展,B 超对肝门部胆管癌诊断率为 65%~90%,并用于判断胆管癌的肝内直接浸润程度、异时性肝转移及淋巴结转移情况。

10 **肝内胆管癌的 CT 和 MRI 表现有哪些?**

肿块型是周围型胆管癌中最常见的类型,常为单发,肿瘤无包膜,质硬,常沿周围淋巴管浸润,常包绕邻近血管及胆管。CT 表现为肝内分叶或团块状低密度病灶,无包膜,边界清或模糊;动态增强扫描主要特点为:早期的边缘部强化并随时间推移向心性强化,呈"慢进慢出"的特点,即动脉期常出现周边不全性薄环状或厚带状强化,门脉期强化程度和范围较前增加,但强化程度略高于或等于同层周围肝组织;延迟扫描造影剂向中央扩展,部分病例可见从边缘向肿瘤内部延伸的短

> **温馨提示**
>
> 增强扫描时与 CT 表现相似,典型 MRI 表现为早期的边缘部强化并渐进性向心性强化。但 MRI 动态增强扫描更有利于评估肿瘤的成分和瘤周肝实质的情况。

条状强化或肿瘤内部轻度不定型强化,强化程度高于同层面肝组织,延迟性强化区内有包埋的扩张胆管或肝内血管分支对诊断有一定帮助。MRI 表现为 T_1WI 为低信号,瘤内中心可见"更低信号"改变;T_2WI 为等、高信号,其信号强度的变化与肿瘤成分如纤维组织、黏液及坏死组织的构成有关。

11 **肝门部胆管癌的 CT 和 MRI 表现?**

沿胆管周围浸润性生长是本型特点。肝门部胆管癌为发生于靠近肝管分叉处的肝内胆管上皮的腺癌,肿瘤体积很小就可以阻塞胆管,临床上表现为进行性无痛性梗阻性黄疸。CT 和 MRI 显示肝内胆管明显扩张、扭曲,呈"软藤

征"，扩张的肝内胆管在肝门区不汇合或肝门区形成肿块；也可表现为肝门区胆管壁增厚及管腔消失，部分病例肝门区未见明确肿块或仅见肝门血管周围鞘增厚。增强扫描后动脉期及门脉期肿瘤有轻中度强化，延迟扫描后肿瘤组织强化仍高于周围肝组织，有利于肝门区胆管癌的显示。肝门区胆管癌的 MRI 表现：肝内胆管扩张，以"软藤征"为

胆管下段癌的 MRI 表现

肝内外胆管扩张伴胆囊肿大明显，梗阻端位于胆管下段包括胰腺段、十二指肠壁内段的胆管上皮的腺癌，T_1WI 为略低信号或等信号，T_2WI 为等信号或略高信号，MRCP 显示梗阻部位上方肝内外胆管及胆囊明显扩张，胆管下段梗阻部位管腔内不规则充盈缺损、截断或环状狭窄。增强扫描后，胆管壁呈环形强化。

主，梗阻端位于肝门区，肝门区肿块沿肝总管外围或管内生长，T_1WI 为略低信号或等信号，T_2WI 为等信号或略高信号，也可未见明确肿块，但肝门结构不清。MRCP 显示肝门区胆管内不规则充盈缺损、截断或环状狭窄。增强扫描后，肿块呈渐进性型化，先为瘤周强化，进而向中心填充，从门脉期到延迟期显示肿块持续强化或环带状强化为胆管癌的特点。

12 胆管下段癌的 CT 和 MRI 表现有哪些?

沿胆管周围浸润性生长是本型特点。胆管下段癌为发生于胆管下段包括胰腺段、十二指肠壁内段的胆管上皮的腺癌，肿瘤体积很小就可以阻塞胆管。临床上表现为进行性无痛性梗阻性黄疸。CT 和 MRI 显示肝内外胆管明显扩张、扭曲，伴胆囊明显肿大；增强扫描后动脉期及门脉期胆管壁有轻中度强化，延迟扫描后胆管壁明显环形强化，梗阻部位下方胆管闭塞。

13 胆管癌的胆道成像检查有什么意义? 超声内镜(EUS)和超声引导细针穿刺活检(EUS-FNA)有什么意义?

ERCP、PTC 胆管造影均为有创性检查，可以明确显出汇合部及左、右肝管的梗阻性病变。当癌肿侵犯胆管引起不完全梗阻时，ERCP 可显示出胆管癌的

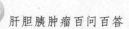

侵犯部位及范围,以及梗阻近侧胆管的扩张情况;当胆管完全梗阻时,ERCP 仅可显示病变胆管的充盈缺损或截断影,以及梗阻远段正常的胆囊、胆总管影,近段胆管病变要依赖于 PTC 检查。PTC 可显示出扩张的肝内胆管及近侧病变部位。在对梗阻性黄疸患者的前瞻性随机研究表明,PTC 和 ERCP 对胆管汇合部梗阻性病变的检出准确率分别为 100% 和 92%。但是由于 ERCP 和 PTC 可发生严重的并发症,如化脓性胆管炎、败血症、多发性肝脓肿,一般认为 ERCP 和 PTC 不宜作为胆管癌诊断的常规检查。随着导管技术的发展,PTC 可用于梗阻部位的胆汁引流,以部分或完全缓解黄疸及其他症状。经十二指肠放置内引流管,并超越梗阻部位施行胆系内引流,以用于胆管恶性梗阻患者的治疗。需要强调的是,胆道减压、缓解症状并非是放置内引流管的主要目的。

超声内镜(EUS)在诊断胆管癌尤其是远端胆管癌方面优势明显。在确定手术可切除性方面 EUS 表现同样出色,超声内镜在胆管癌的诊断方面准确性高,漏诊率低,有研究认为超声内镜的采用可改变 1/3 患者的外科治疗方案。但由于其对设备、人员的要求较高,仅在有条件的中心能够完成。然而超声引导穿刺活检有潜在的促进肿瘤种植风险,可能导致医源性肿瘤分期升级。

温馨提示

研究表明,胆道减压并不能降低患者的并发症和死亡率。放置内涵管的另一目的是便于术中对肝管分叉部的鉴别和分离,以及肿瘤切除后的胆道重建。

14 PET 检查对胆管癌有意义吗?

目前,PET 已成为各种恶性肿瘤的诊断方法。PET 诊断恶性肿瘤的原理是对发射正电子的放射性示踪剂在体内的代谢情况进行分析比较。常用的示踪剂 FDG(荧光 2 脱氧葡萄糖)为葡萄糖的同系物。因肿瘤组织的葡萄糖高代谢率,肿瘤组织表现 FDG 高聚集的特征。FDG-PET 有助于发现胆管癌的远处转移病灶,为判断胆管癌的可切除性提供依据。对于硬化性胆管炎的患者,应用 FDG-PET 发现早期小的肝内及肝门部胆管癌,有利于患者的治疗。

15 胆管癌的实验室检查有哪些？常用的血清和胆汁中的胆管癌肿瘤标志物包括哪些？在胆管癌诊断中有什么意义？

在胆管癌的血液生化及肝功能检查中,90%的胆管癌患者可表现血清碱性磷酸酶和总胆红素升高,提示梗阻性黄疸的存在。当一侧肝管阻塞时, 临床部分出现黄疸, 血清胆红素可在正常范围,血清碱性磷酸酶、谷氨酰转肽酶、乳酸脱氢酶可增高。轻度贫血偶见;在无骨转移的情况下,可出现高钙血症,这种高钙血症与甲状旁腺激素释放有关。

> **温馨提示**
> 血清 CA19-9 仍是胆管癌最重要的早期诊断标志物,但其特异度及灵敏度尚欠满意,目前临床常用的组合为 CA19-9、CEA、CA242 以及 CA72-4,有待进一步研究以发现更优的组合。

肿瘤标志物对于早期发现胆管癌, 以及联合影像学检查早期诊断胆管癌具有一定的意义,临床更常用的是通过检测患者血清中的肿瘤标志物,亦可对 PTC 和 ERCP 检查时抽取的胆汁进行检测。术前获得胆汁后还可进行细胞学检查,发现 50%患者的胆汁涂片中可见肿瘤细胞。胆汁中的癌细胞一方面可作为早期诊断的依据,另一方面也提示了胆管癌本身可通过胆汁播散。

CA19-9 属黏蛋白型糖类抗原,血清 CA19-9(37 U/mL)诊断胆管癌的灵敏度与特异度分别为 88.15%和 92%, 胆管癌患者胆汁 CA19-9 水平是正常人的 2 倍,胆汁 CA19-9(200 U/mL)诊断胆管癌的灵敏性与特异性分别为 52%和 60%。当并发胆管炎或胆汁淤积时,胆汁及血清 CA19-9 的特异性均降低。

16 原发性硬化性胆管炎和胆管癌如何鉴别？Mirizzi 综合征和胆管癌如何鉴别？

原发性硬化性胆管炎为胆管的慢性炎症性病变,其特点为肝内、肝外以及肝门周围组织的慢性、进行性炎症。慢性炎症和胆管纤维化有时可引起胆管缩窄、胆汁淤积、胆管硬化;胆管扩张较少见,但有时两者较难鉴别。胆管造影是

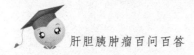

该病变的主要检查手段，可见肝内、肝外胆管呈弥漫性、多灶性、短枝"枯藤征"缩窄，有时可见患侧肝叶萎缩。病变胆管间可见正常管径的胆管，表现为串珠样外观。

温馨提示
CT 检查可见肝总管梗阻、胆囊颈部明显扩张、胆囊颈部周围可见不规则的腔隙以及胆管或胆囊软组织周围可见结石。

Mirizzi 综合征是指由于胆囊颈部或胆囊管结石嵌顿、胆管周围炎症导致肝总管受压、梗阻、狭窄。胆道造影检查显示肝总管狭窄并伴有相邻胆囊管的结石,压迫源自肝总管的后方或外侧。

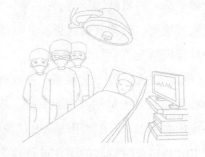

治疗疑问

17 胆管癌的临床治疗最大的希望在哪里？

展望未来,针对胆管癌的临床诊疗,应从以下几方面着手:第一,提高手术切除率,提高阴性切缘比例,有学者提出"无接触切除",如术前判断门静脉受累需切除门静脉,术中应避免从门静脉前方分离胆道,即避免接触肿瘤。第二,加强全身化疗及局部放射治疗在胆管癌综合治疗中的地位, 应积极设计临床试验,进行胆管癌的术前新辅助化疗和术后辅助化疗研究,尤其对术后切缘阳性、伴有淋巴结转移、肿瘤侵出浆膜、多发肿瘤的患者。第三,目前肝移植对于位置特殊而无淋巴转移或远处转移的患者,可明显提高生存期,应进一步定义肝移植在肝门胆管癌治疗中的地位,明确肝移植的适应证,因肝移植可达到最佳的"不接触"肿瘤效果。第四,分子靶向治疗将成为胆管癌治疗的重要手段,在研究化疗药物的同时,有必要进一步研究胆管癌复发转移的分子机制、发现与预后相关的分子标志物并给予特异性靶向治疗。第五,未来将出现更多预测胆管癌预后的分子标志物,从而实现更好的个体化治疗。

18 胆管癌术前检查有必要吗?

术前检查要求对胆管肿瘤的性质、部位、大小、病灶的可切除性进行准确判断,并且提出合理的手术方案。肝脏病变的性质、部分、生长方式以及胆管的肿瘤组织侵犯情况是影响手术治疗的重要因素。术前经皮细针肿瘤病灶穿刺由于容易引起病变部位出血、破裂以及肿瘤细胞的扩散、转移而不宜采用。对于术前影像学检查及其他辅助检查强烈支持的可切除的肿瘤病灶,行剖腹探查术或腹腔镜下获得病理活组织标本,是较为适宜的选择。随着

温馨提示

这种手术并发症常见于有下腔静脉侵犯,特别是靠近肝静脉和下腔静脉汇合处的巨大肿瘤或肿瘤病灶位于肝门处。因此,对于上述部位的病变,术前需要对肝门部胆道以及血管结构进行详细检查,以发现其中的变异情况。

腹腔镜技术的不断提高,联合使用腹腔镜 B 超检查,可以向手术医师提供关于胆道肿瘤在肝实质内以及肝外病变情况有价值的信息。该技术能够减少不必要的剖腹探查术,提高手术患者的选择性,从而提高手术患者的病灶切除率。切除术的主要危险在于出血、胆瘘及胆管狭窄。出血来源于肝门处的肝动脉、门静脉的分支、肝静脉的分支以及下腔静脉。而胆瘘及胆管狭窄则是由于胆道系统损害引起。

19 胆管癌的手术禁忌证有哪些?

需要了解肿瘤生长的局部情况,包括肿瘤的部位、大小、分型;肿瘤与周围血管的关系,特别是门静脉受浸润的程度以及门静脉有无癌栓;肿瘤是否侵犯肝动脉;是否伴有肝叶萎缩;有无肝脏和远处转移。随着 CT、MRI、MRCP 和 PET-CT 等影像学技术的不断发展和应用,现已能够在术前做出较准确的分

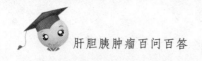

型、分期和确定手术方案。

如果出现如下情况,为手术禁忌证

- 出现转移,如腹膜表面或大网膜上有肿瘤种植转移结节;肝十二指肠韧带以外的淋巴结转移;双侧肝转移。
- 双侧二级以上的肝胆管受累。
- 血管造影显示双侧肝动脉或其主干受累。
- 血管造影显示双侧门静脉或其主干受累。

除了肿瘤局部情况需要仔细评估外,还需要了解心、肺、肝、肾的功能以及血压、血糖、贫血、黄疸、凝血机制等全身状况,如患者合并其他疾病不能耐受手术或伴有严重的肝硬化,也是手术的禁忌证。

20 为什么要术前胆道引流?术前减黄有何建议?

扩大手术切除范围,如扩大的肝右叶或肝左叶切除,可以获得较好远期效果。但是术后并发症发生率和手术死亡率却较高。肝功能衰竭是肝门部胆管癌术后最严重的并发症,也是导致患者术后死亡的主要原因。而对于梗阻性黄疸患者,其胆汁淤积导致的肝功能损害已被证实是肝切除后肝衰竭的一个高危因素。目前对于肝门部胆管癌合并黄疸患者是否术前减黄存在争议。国际上也缺少前瞻性的随机对照研究。有学者认为,术前胆管引流导致的手术时间推迟(4~6周)和手术后感染并发症发生率的增加,抵消了其提高肝切除手术耐受能力所带来的收益,肝门部胆管癌扩大半肝切除手术后死亡病例多与感染有关,而手术后感染者多是手术前放置胆道内支架者。因而不主张手术前常规行胆管引流。与此观点相反的是,Nagino 和 Nimura 总结日本 265 例肝门部胆管癌术前经皮肝穿刺胆管引流的经验时指出, 在 239 例患者中, 术前共置放了481 根经皮经肝胆管引流(PTCD)导管,即多数患者是置多根导管,此处理并无死亡病例,与导管相关的并发症发生率仅为 13.4%(32 例),故认为此措施仍是安全的。这一迥异的结果反映出的问题是,术后感染并发症的增加有可能只是因为术前胆管引流在处理细节上的缺陷所致。

然而,对于那些存在胆管炎、黄疸时间长、严重营养不良、胆红素高于 85.5

μmol/L,以及需要大范围肝切除患者,术前减黄还是有利的。对于术前需要行门静脉栓塞(PVE)的患者,由于低胆红素水平有利于对侧肝叶再生,故 PVE 前必须行拟保留侧肝叶胆道引流。因此对于持续性的黄疸、黄疸较深(总胆红素高于 200 μmol/L)、严重的胆管炎、高龄伴营养不良、术后预计残余肝体积小于 40%以及术前需要行一侧门静脉栓塞的患者术前减黄利大于弊。减黄的方法大多采用经皮肝穿刺胆管引流 (PTBD), 可以选择性半肝引流或双侧完全引流,选择性半肝引流不仅可以有效减退黄疸,还可增加拟保留侧肝叶功能代偿和肝脏容积。对于严重胆道感染或拟保留双侧肝叶的患者可采用双侧完全引流。ERCP 不是肝门部胆管癌首选的引流方法,主要原因是 ERCP 增加胆道感染机会,易导致胆管周围炎症水肿,增加手术难度和术后并发症的发生率。

注意事项

- 需要联合肝叶切除的患者行术前减黄。
- 需要行术前减黄的患者才行胆管造影。
- 选择性拟保留侧肝叶胆汁外引流是首选。
- 胆汁需要回输。
- 常规行胆汁细菌培养以指导抗生素的应用。
- Bismuth Ⅳ型患者不常规使用 ERCP 减黄。
- ERCP 下放置的胆道支架必须每 15 天更换 1 次。
- 待肝功能恢复后,再行肝叶切除术。

21 胆管癌的切除范围是什么?肝门胆管癌的术式有哪些?胆管中下段癌的术式有哪些?

胆管癌的手术切除范围应依照根治性切除的原则,即完整地切除肿瘤,保证切缘肿瘤阴性。关于肝实质的切除范围与根治性手术的关系曾经历过一个明显观念上的转变,在 20 世纪 50 年代,施行根治性切除要求有 4 cm 以上的无瘤肝实质边界,所以常施行扩大肝切除手术。然而研究证实,其治疗结果并不与肝切除范围成正比,并且在有肝脏"背景病变"的基础上,施行肝脏的大范围切除术和扩大切除手术时,可导致术后死亡率明显增加。随即,在以后的年代里,对合并有肝脏"背景病变"的肝癌患者,肝胆科医生一直更多地采用非规

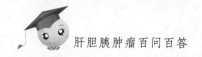
则性的肝切除术或楔形切除术。然而，之后的研究表明，不规则性或肝楔形切除术无法保证肝切除缘的无瘤性，对于肝脏肿瘤，特别是肝内肿瘤，单纯的触摸法常常低估肿瘤的范围，其切除缘常不能达到根治要求；在对"印象性"肿瘤完全切除的病例进行组织学

检查时发现，其切缘肿瘤阳性率占整个行楔形切除术病例的35%，即使对于应用术中B超引导下的非规则性肝切除术，仍有14%的病例被证实为非根治性，无法达到长期生存的目的。另外，在行肿瘤楔形切除时，质地脆弱的肝实质并不会沿着肿瘤肝实质界面分离，因而在靠近肿瘤组织处，需要特别注意防止肿瘤组织的撕裂。但如果肿瘤靠近肝门部，扩大的切缘范围有时难以保证。近年来对肿瘤切缘与患者生存率的研究证实，肿瘤阴性切缘不足 1 cm，甚至仅为 4 mm 时仍然有较满意的生存期。所以目前一致认为切除范围保证切缘阴性即可。基于上述原因，根治性切除的原则是如果能实现规则性肝切除术，尽可能实施规则性肝切除，对于特殊部位的肿瘤，能保证切缘阴性也是理想的切除方式。

对肝门部胆管癌来说，需要施行肝切除的术式有多种，主要包括右半肝切除+尾状叶全切除、左半肝切除+尾状叶全切除、右三叶切除+尾状叶全切除、左三叶切除+尾状叶全切除和肝中叶切除+尾状叶全切除等。

22 原位肝移植可以治疗胆管癌吗？

尽管根治性切除是目前公认的最佳选择，不少学者仍希望通过对肝移植的研究另辟蹊径。近年来，美国的Mayo临床医学中心提出了新辅助放化疗法联合肝移植治疗胆管癌的新型治疗方法。但鉴于当前供肝来源有限，而且肝移植用于治疗此类肿瘤带来的收益还远低于其治疗其他疾病所获得的价值，该方法应用于肝门区胆管癌的治疗还受到相当的限制。相信随着器官捐献方面社会制度的不断完善，供肝来源紧张的问题得到解决，这一技术的推广将大有前景。

23 姑息性手术的目的是什么？什么是"内引流"？什么是"外引流"？

大多数晚期胆管癌患者因长期胆道梗阻导致胆道感染、继发肝脓肿，进而造成肝肾损害、衰竭。因此保持胆管引流通畅是姑息治疗的重点。当不具备进行根治性切除和肝移植的条件时，可行姑息性治疗。主要目的是减黄引流，以解除梗阻性黄疸所致的肝损害及对全身所造成的影响，从而提高患者的生存质量和提供接受其他辅助治疗的机会。

(1)胆道内支撑物引流。晚期肝门部胆管癌的首选治疗方式，常用的胆道支架有塑料和金属支架两种，可通过逆行胆道内镜、经皮穿刺或术中置入。塑料支架易发生细菌附着和胆泥淤积，保持通畅时间较短。金属支架因其表面可被胆道黏膜覆盖，防止细菌滋生、持久通畅、不易滑脱，因此更适宜于预计至少存活3个月以上的肝门部胆管癌。肝内胆管空肠吻合术能在一定程度上改善患者生存质量和延长生存时间，经肝圆韧带行左肝内胆管(第Ⅲ段)空肠吻合术是常用的肝内胆管空肠吻合术，其解剖学基础是该段肝管位于门静脉左支的前方，切开肝脏时先遇到肝管，较容易暴露。

温馨提示

此术式的特点是操作简单，引流效果可靠，由于没有切肝，有利于引流肝Ⅲ、Ⅳ段的肝管并保留肝脏的功能。

(2)外引流。外引流主要用于不能切除的晚期肿瘤和全身状况较差的患者，也可用于术前准备。常用的方法有经皮肝穿刺置外引流管(PTCD)或在术中发现肿瘤难以切除，又不具备内引流条件时，可在梗阻近端切开胆管，放置引流管将胆汁引出体外，如无法在肝外找到可供引流的胆管时，可利用肝内扩张的胆管引流。

24 儿童胆总管囊肿需要手术切除吗？

对于大多数通过胆胰管造影诊断胆总管囊肿的儿童应当行全胆道切除。少数这种解剖学异常直到成年才能诊断，一旦诊断就应行手术切除。如果患者身体状况差，那么应当检测血清的 CA19-9 来判断胆道癌的发展情况。胆胰管

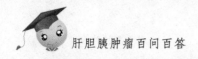

汇合异常的个体胆囊癌和胆管癌的危险性都很高,对这些 AJPD 患者,胆囊切除和胆道重建是必需的,尽管有证据表明对 AJPD 患者没有胆道扩张者,单纯的胆囊切除术已经足够了。

25 肝门部胆管癌能放疗吗? 能化疗吗?

肝门部胆管癌的放射治疗,可用于术前、术中和术后,可在术中直接照射病变局部,亦可行腔内放射治疗。放疗的常见并发症为胆管炎和胃肠道出血。大多数认为术后腔内放疗是一种简便有效的治疗手段,该方法不仅为单纯引流的患者增加了姑息性治疗方法,而且是一种切除后预防复发的有效措施。

化疗作为一种治疗手段用于不能切除的肝门部胆管癌和切除后肝门部胆管癌的辅助治疗,具有很好的临床效果。

26 胆管癌术后的并发症有哪些?

(1)胆漏。若术后引流液胆红素浓度在血胆红素浓度的 3 倍以上,则可确定腹腔引流液中有胆汁混入。胆漏一旦确诊,需要充分引流,可采用持续负压吸引,尽量防止腹腔内胆汁聚积。引流管有时因为位置的问题或堵塞,造成引流不畅,需要即时通管或者更换,一般需要在 X 线透视下或超声引导下更换。增强CT 和引流管直接造影可判断腹腔内胆汁潴留的多少及无效腔的大小。引流管直接造影可明确胆漏的具体位置,若引流量逐渐减少,无效腔也逐渐变小时,可停负压吸引,直至逐渐拔除。

(2)脓肿。

引起脓肿的常见原因

- 胆管空肠吻合口瘘。
- 胰肠吻合口瘘。
- 肝断面渗液引流不畅。
- 淋巴结廓清后淋巴漏。一旦确诊腹腔脓肿后,需要在超声或 CT 引导下行脓腔穿刺引流,同时脓液要行细菌培养和药敏试验,在充分引流的同时,选择敏感抗生素。

(3)腹腔内出血。胆道癌肝切除术后几天内发生的出血,多少是由于离断面和结扎部位的出血，需要及时进行紧急开腹止血手术或经肝动脉栓塞术(TAE)止血。还有一部分患者术后出血主要是由于术后肝功能不全或全身状况不良的、伴有感染的重症患者因为凝血功能异常造成的。这种出血常于手术后10日以后发生，即便能够止血，但由于出血使肝功能进一步恶化，预后极差。手术后1周以内的出血因为腹腔内的粘连不重，多进行紧急开腹手术。如果出血发生在术后1周以后的话，首先应进行紧急血管造影，确定出血部位，进行TAE止血，但即使止血成功，若不能控制局部感染，还需要考虑进一步行手术治疗。

(4)消化道出血。引起胆道外科手术后消化道出血的原因大致分为两类。一类是继发于胆道外科手术后并发症的难治性出血，如由于胰头十二指肠切除术缝合不全等原因引起的假性动脉瘤的破裂；或者是由于肝大部切除后肝功能不全导致多器官衰竭，全身状态恶化后引起的消化道出血等。另一类是与一般的消化道外科手术相同的术后消化道出血，如消化性溃疡和吻合口出血等。及时确诊后，大部分消化道出血可由内科、内镜或介入的方法止住，很少需要紧急开腹手术。

康复疑问

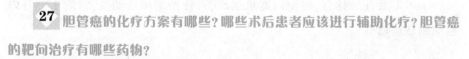

27 胆管癌的化疗方案有哪些？哪些术后患者应该进行辅助化疗？胆管癌的靶向治疗有哪些药物？

目前晚期胆管癌的标准一线化疗方案为吉西他滨联合铂类；卡培他滨、替吉奥单药治疗或吉西他滨单药治疗是对于体能状态处于边缘状态的患者的合

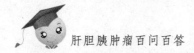
理选择。对于体能状态较好的患者,积极的二线治疗方案包括吉西他滨联合卡培他滨,或厄洛替尼联合贝伐单抗。

目前分子靶向治疗作为崭新的治疗手段,已经得到越来越多的研究。厄洛替尼可以显著延长胆管癌患者的中位无进展生存期,也有其他的靶向药物得出了很好的临床结论,但仍需要进一步证实。

28 胆管肿瘤手术患者术后饮食上应注意什么?

术后食用低脂肪、高糖、高维生素、高纤维素、易消化的食物。同时在日常生活中还要多喝水,经常保持大便通畅,养成每日定时排便的习惯。避免腹部受凉,避免腹内压力增高。可以半卧位,有益于减轻切口缝合处的张力。饮食一定要清淡,要循序渐进,先从最软的吃起,如稀饭、面条等。术后要讲究饮食卫生, 生吃瓜果类食物时,一定要洗净,要多吃含有维生素 A 的食物,但要注意适量,不宜过量。要多吃能促进胆汁分泌和松弛胆管括约肌及利胆的食物。胆管术后的饮食忌吃含胆固醇高的食物,忌吃高脂肪食物,忌暴饮暴食,忌辛辣刺激的调味品,忌烟、酒、油菜和咖啡,因为这类食物对术后患者身体的康复是非常不利的。

> **温馨提示**
>
> 目前认为,对于镜下切缘阳性或淋巴结阳性的肝内或肝外胆管癌患者, 推荐术后辅助治疗。关于术后辅助化疗和放化疗的研究资料有限且研究质量不高。

29 胆管肿瘤患者术后运动应该注意哪些?

手术后要注意休息,短期内适量运动,可逐渐增加运动量,术后 1 个月内避免剧烈运动。

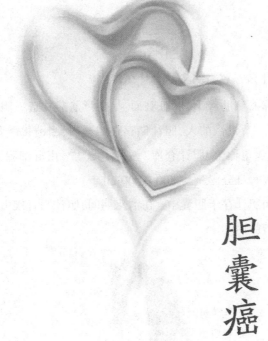

胆囊癌

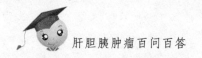
基础疑问

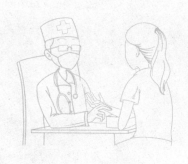

1 胆囊是什么？对人的生活有什么作用？

胆囊位于人体右侧肋缘下，肝脏脏面，呈梨形囊袋构造。胆囊具有浓缩和储存胆汁的作用，一个饥饿的人，胆汁储存在胆囊内，当消化需要的时候，再由胆囊排出，所以胆囊也称为"胆汁仓库"。胆汁约 75% 由肝细胞生成，25% 由胆管细胞生成。成人每日分泌量为 800~1000 mL。

在非消化期间胆汁存于胆囊中。在消化期间，胆汁则直接由肝脏以及由胆囊大量排至十二指肠内。

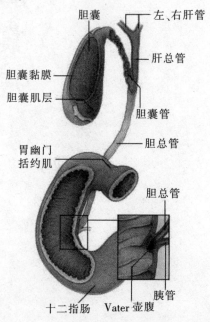

胆囊 ——— 左、右肝管

——— 肝总管

胆囊黏膜 ———

胆囊肌层 ———

——— 胆囊管

胃幽门 ——— 胆总管
括约肌

胆总管

胰管

十二指肠　Vater 壶腹

2 胆囊结石、胆囊息肉是什么？

胆囊结石与多种因素有关。任何影响胆固醇与胆汁酸浓度比例改变和造成胆汁淤滞的因素都能导致结石形成。胆囊息肉是指胆囊壁向腔内呈息肉样突起的一类病变的总称，又称"胆囊隆起性病变"。临床上所指的胆囊息肉包括有由胆囊炎症所引起的黏膜息肉样增生、胆囊黏膜细胞变性所引起的息肉样改变、胆囊腺瘤性息肉以及息肉样胆囊癌等。

根据目前的研究报道，有70%的胆囊癌患者与胆囊结石存在有关。胆囊结石的病程越长，胆囊癌变的发生率越高。胆囊癌的发生是胆囊结石、长期物理刺激、胆囊的慢性炎症、感染的产物中有致癌物质等因素综合作用的结果。

3 胆囊恶性肿瘤有哪些？

在胆囊恶性肿瘤中胆囊癌占首位，其他尚有肉瘤、类癌、原发性恶性黑色素瘤、巨细胞腺癌等。原发性胆囊癌临床上较为少见，在我国占全身恶性肿瘤第19位，列于消化道肿瘤的第6位。胆囊癌的发生随年龄的增加而增加，高峰年龄在60岁以上。性别结构比为1:1.98（男:女），表现为以女性老年患者为主的趋势。年龄在50岁以上的胆囊炎、胆石症患者，尤其是老年女性。

温馨提示

目前研究认为，高脂饮食、肥胖是导致胆囊癌的高危因素。伤寒特别是伤寒沙门菌感染会增加胆囊癌的发病率。

4 胆囊癌的症状有哪些？

胆囊癌早期症状缺乏特异性，主要表现为右上腹疼痛，开始为右上腹不适继之出现持续性隐痛或钝痛，有时伴阵发性剧痛并向右肩放射。并常伴有消化不良、厌油腻、嗳气、胃纳不佳等。随着疾病的进展，胆囊癌患者右上腹或中上腹疼痛表现为间歇性或持续性、钝痛或绞痛，进行性加重。腹痛可放射至右肩、

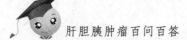

背、胸等处。或右上腹疼痛,消瘦、黄疸也较常见。有时表现为急性或慢性胆囊炎。右上腹扪及肿物者约占半数。晚期主要表现为黄疸,多由于癌组织侵犯胆管,引起恶性梗阻所致。同时伴有消瘦、乏力,甚至出现恶病质,皮肤黏膜黄染,伴难以治疗的皮肤瘙痒。部分患者伴有发热。腹腔包块多见于晚期胆囊癌。病变发展到晚期,右上腹或上腹部出现肿块。一是肿瘤迅速增长,阻塞胆管,使胆囊肿大;二是侵犯十二指肠引起的梗阻,并同时出现梗阻症状;另外侵及肝、胃、胰等,也可出现相应部位包块。

诊断疑问

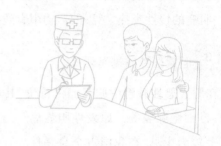

5 胆囊癌的诊断方法有哪些?

胆囊癌诊断方法包括验血、腹部超声、CT、ERCP、MRCP 等。在胆囊癌患者血和胆汁中 CEA 和 CA19-9 均有一定的阳性率。胆囊癌患者血清 CEA 的阳性率为 54.1%;CA19-9 为 81.3%, 随着癌肿的浸润程度越深,CEA 和 CA19-9 的值逐渐升高。但二者的特异性均不强。

B 超对胆囊癌的诊断正确率可达 85%~90%,是简便而有效的辅助检查手段。对考虑胆囊炎或胆囊结石的患者, 超声检查是首选的影像学检查手段, 高分辨率的超声检查可检测出早期和进展期胆囊癌。早期的胆囊癌在 B 超下的表现可以是突入腔内的胆囊息肉样病变或局灶性增厚。

温馨提示

对于进展期胆囊癌,B 超下可以发现肝内外胆管梗阻、淋巴结的转移情况以及肝脏受浸润或转移的情况。

CT 扫描对胆囊癌诊断的敏感性不如 B 超，但其观察胆囊壁情况的能力要优于 B 超。如 CT 平扫对胆囊癌的诊断有所怀疑时，可采用增强扫描的方法，对胆囊癌的诊断率有所提高。胆囊癌在 CT 上表现为胆囊壁弥漫性或局灶性增大，此外 CT 扫描尚可显示胆囊壁的钙化。一般认为动脉造影对中晚期胆囊癌的诊断有较大的价值，胆囊癌在动脉造影片中的特点为胆囊动脉僵硬，增宽，不规则和有间断现象。如出现典型的肿瘤血管则往往提示癌肿已属晚期。

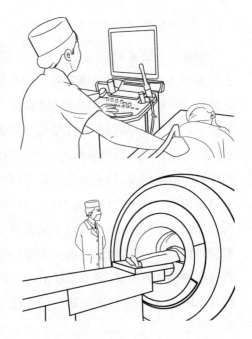

ERCP 是指经内镜逆行性胰胆管造影术，对胆囊癌的常规影像学诊断意义并不十分突出，仅有一半左右的病例在 ERCP 检查时胆囊可被显示。在被显示的胆囊中可见囊壁显示不清，肝总管、胆总管受压移位等现象。ERCP 检查的优越之处是它可同时采集胆汁进行细胞学检查，并且对恶性梗阻性黄疸的定性、定位诊断具有极大价值。

MRCP 是近年来出现的一项无创性胆道影像学诊断技术，它不用造影剂即可显示胆道系统，具有广泛的应用前景。MRC 利用胆汁含有大量水分且具有较长 T_2 弛豫时间的特点，采用重 T_2 加权技术突出显示长 T_2 组织讯号，通过三维图像显示胆道系统，并可根据需要以不同的角度和方向旋转成像，清除周围结构如胃、十二指肠对胆道的重叠。MRCP 能获得似于 PTC 和 ERCP 的清晰图像，并能同时显示梗阻上下端的胆道情况，故诊断价值优于 PTC 和 ERCP。

温馨提示

经皮经肝胆囊双重造影 (PTDCC)、胆道子母镜经皮经肝胆囊镜 (PTCCS) 等对胆囊癌的诊断也有一定的帮助。

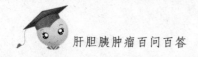
6 胆囊癌病理学诊断有哪些？

胆囊癌最常见的病理组织学类型。腺癌的病理类型可分为硬化性腺癌、乳头状腺癌、管状腺癌和黏液腺癌，其中又以硬化性腺癌多见。根据鳞状上皮分化的程度不同可分为腺棘皮癌、腺鳞癌。鳞癌占 2%~3%。腺棘皮癌占 0.08%。鳞状上皮癌多为浸润型，常侵犯整个胆囊壁，为实体癌。腺鳞癌病理特点为腺癌组织中含有较大量鳞状细胞。少见，约占 3%。未分化癌分为间变型、多形性、梭形和肉瘤样四型。从形态学角度又可分为巨细胞型和梭形细胞型。大体上与肉瘤很相似。甚至会出现癌和肉瘤双向分化的肿瘤——癌肉瘤。其恶性程度高，预后差。约占 10%。其他罕见类型包括类癌、肉瘤、癌肉瘤、恶性组织细胞瘤、黑色素瘤、恶性淋巴瘤、透明细胞癌和横纹肌母细胞瘤等。此外，胆囊腺癌尚有一种少见的类型，高度恶性的神经内分泌癌。该肿瘤呈高度侵袭性，早期即发生转移，并在发现后短期内即可死亡。

治疗疑问

7 胆囊癌的治疗手段有哪些？

手术切除是治疗胆囊癌的第一选择，如无法行手术切除其他的治疗方式还包括化疗、放疗、介入治疗等。临床诊断为胆囊良性疾病而行胆囊切除术，在术中或术后经病理检查确诊为胆囊癌，称为意外胆囊癌。如果病变局限于胆囊壁的浆膜层以下，绝大多数学者认为这类患者做胆囊切除已足够，不必再进行扩大根治术，并认为即使再做手术扩大根治范围，也不一定能改变生存率和预后。如病变已侵犯浆膜层，有或无局部转移，尚有可能做手术切除者，可考虑进行根治性胆囊切除术。可在胆囊切除同时在胆囊床周围做肝组织局部切除，同时清扫胆囊周围淋巴引流区如门静脉、肝动脉和肝外胆管周围等淋巴结。亦有将肝右前叶、肝左内叶切除，门静脉切除，并做重建术等，以求根治。如癌肿侵犯胰腺后面时，则还需行胰十二指肠切除术。

温馨提示

上述为扩大根治术，手术范围的扩大，可明显增加手术的死亡率，且能否提高治疗效果还是可疑的。一般认为，胆囊癌已侵犯浆膜层，即使做扩大根治术，效果也不会理想。

8 胆囊癌的放疗、化疗、介入治疗如何进行?

胆囊癌对多种化疗药物的敏感性均不强。目前常用的化疗方案主要以吉西他滨或氟尿嘧啶为主。化疗常见副反应主要表现为消化道症状，无恶心、呕吐、腹泻，以及骨髓移植，主要表现为白细胞、中性粒细胞减低。胆囊癌对放疗有一定敏感性，为防止和减少局部复发，可将放疗作为胆囊癌手术的辅助治疗。介入治疗虽难以达到治疗目的，或可改善患者状况，减轻痛苦，延长生存时间。晚期胆囊癌如由胆囊床广泛侵入肝实质，可采用介入治疗，多经肝动脉插管进行栓塞及化疗，可取得较好疗效。

康复疑问

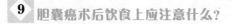

9 胆囊癌术后饮食上应注意什么?

食用易消化的食品。术后短期内尽量减少脂肪及胆固醇的摄取，不吃或少

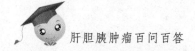
吃肥肉、油炸食品、动物内脏等,假如因口感需求可适当用少许橄榄油来烹制食品,要补充富含蛋白质的食品,以满足人体新陈代谢的需求,如瘦肉、水产品、豆制品等。多吃富含膳食纤维、维生素的食品,如新鲜水果、蔬菜等,饮食宜保持低脂肪、低胆固醇、高蛋白质的膳食结构,忌食脑、肝、肾、鱼及油炸食品,忌食肥肉,忌饮酒,以免影响肝脏功效,或造成胆管结石。

(1)养成规律进食的习惯,并且要做到少量多餐,以适应胆囊摘除肿瘤术后的生理变化。消化不好的症状大概会持续半年左右,随着时间的推移,胆总管逐渐扩大,会部分替换胆囊的作用,消化不好的症状会慢慢减轻。这时饮食就可以逐步过渡到正常了。

(2)注意心理卫生,经常保持情感稳固,开朗豁达,避免发怒、焦虑、愁闷等不好情感的产生,以防止中枢神经和自主神经的调节性能混乱,影响胆管代偿功效的恢复。

(3)定期复查,遵医嘱服药,并定期到医院复诊,遇有不适及时就诊,在医生领导下,服用消炎利胆的中医药,并根据不相同情况,补充维生素 B、C、K等,对保护肝脏、防止出血有重要意义。

饮食注意事项

- 忌动物脂肪及油腻食物。
- 忌暴饮暴食、饮食过饱。
- 忌烟、酒及辛辣刺激性食物。
- 忌霉变、油煎、烟熏、腌制食物。
- 忌坚硬、黏滞不易消化食物。

10 胆囊癌术后运动应该注意哪些?

(1)适当参加体育锻炼和轻体力劳动。

(2)忌长时间坐卧,运动过少,不利肌体功效的恢复。

(3)术后两三个月内,可以适当散步、游泳等,以增进机体的恢复。

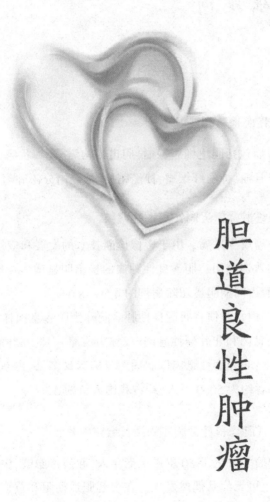

胆道良性肿瘤

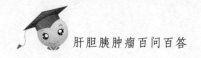

基础疑问

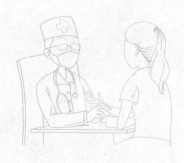

1 胆道良性肿瘤有哪些？

胆道良性肿瘤包括胆道细胞腺瘤、胆道错构瘤、乳头状瘤、平滑肌瘤、脂肪瘤、血管瘤、淋巴管瘤、神经纤维瘤、神经鞘瘤、神经内分泌肿瘤、假瘤等。

2 胆囊良性肿瘤常见吗？有哪些分类？

胆囊良性肿瘤属少见病。由于影像诊断技术的发展和应用尤其是 B 超技术在胆道外科的普遍应用，胆囊良性肿瘤的检出明显增多，据中国不完全统计，胆囊良性肿瘤占同期胆囊切除病例的 4.5%~8.6%。

近年来，在国内常习惯将胆囊良性肿瘤统称为胆囊息肉样病变(PLG)。主要有良性肿瘤性息肉和非肿瘤性息肉(或称为假瘤)。良性肿瘤性息肉以腺瘤为主，占 5%~10%；非肿瘤性息肉以胆固醇息肉为最多见，占 90%。据统计，我国胆囊息肉的患者约为 5000 万人，约占我国人口的 5%。

3 胆管良性肿瘤有什么临床表现？会恶变吗？

胆管良性肿瘤多发生于 50 岁以上老年人，起病常隐匿，生长缓慢，可阻塞胆管引起黄疸，也可无症状偶然发现。在引起胆道梗阻和黄疸出现以前，常不易发现，因而诊断和治疗都较为困难。

部分胆管良性肿瘤会发生恶变，如乳头状瘤和腺瘤均有恶变倾向。

4 **什么是胆固醇性息肉？胆固醇性息肉形成的原因？胆固醇性息肉会恶变吗？**

胆固醇性息肉又称为假性息肉，大多数胆固醇性息肉患者没有症状或者症状轻微，胆囊功能良好，大部分为多发，小部分为单发。外观呈黄色分叶状或呈桑葚样，柔软易脱落。与胆囊黏膜有蒂相连，有的蒂细长，息肉可在胆囊内摆动;有的蒂粗短，息肉呈小结节状。息肉大小不等，一般为 3~5 mm，绝大多数小于 10 mm，偶见直径达到 10 mm 的息肉。

胆固醇性息肉系由于胆囊压力过高或胆固醇代谢异常，导致胆固醇颗粒沉淀于黏膜上皮细胞的基底层，组织细胞过度膨胀造成。

胆固醇性息肉生长缓慢，迄今未发现有癌变的报道。

5 **什么是胆囊腺瘤？胆囊腺瘤会恶变吗？**

胆囊腺瘤是来自于胆囊黏膜上皮的良性肿瘤，约占胆囊良性病变的23%，约占同期胆囊切除病例的1%。胆囊腺瘤多为单发，有蒂息肉，外形可呈乳头状或非乳头状。癌变机会与腺瘤大小呈正相关，是胆囊最常见的良性肿瘤，女性比较多见，男女之比约2:7，大多数为单发，少数为多发，可发

温馨提示

我国学者认为，超过 10 mm 者应警惕有恶变，并将该项指标定为重要的手术指征之一。

生在胆囊的任何部位，部分病例同时伴有胆囊结石;平均直径(5.5±3.1)mm，大多数腺瘤小于 10 mm。

胆囊腺瘤会恶变，恶变率约30%。Kozuka 报道良性腺瘤的大小平均直径为(5.5±3.1)mm，而恶变的腺瘤平均直径为(17.6±4.4)mm，因此将判断腺瘤的良恶界限定为直径 12 mm，超过 12 mm 者恶变的可能性很大。

6 **什么样的人容易得胆囊息肉样病变？怎么预防？**

不吃早餐及很少吃早餐的,饮食不规律;经常饮酒及进食油腻食物,高胆固

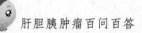

醇食物,动物内脏;社会生活及工作的思想压力较大,经常出现烦躁易怒,情绪抑郁,体育活动较少;工作紧张经常熬夜及生活不规律。此外,男性肥胖与其存在一定的相关性,而女性则无此相关性。

预防胆囊息肉要把好入口关。

(1)禁酒及含酒精类饮料。酒精在体内主要通过肝脏分解、解毒,所以酒精可直接损伤肝功能,引起肝胆功能失调,使胆汁的分泌、排出过程紊乱,从而刺激胆囊形成新的息肉或使原来的息肉增长、变大,增加胆囊息肉的癌变概率。

(2)饮食要规律、早餐要吃好。规律饮食、吃好早餐对胆囊息肉患者极其重要。如果不吃早餐,则晚上分泌的胆汁利用不上,存留于胆囊内,胆汁在胆囊内滞留时间过长,即可刺激胆囊形成胆囊息肉或使原来的息肉增大、增多,所以早餐最好吃些含植物油的食品。

温馨提示

胆囊息肉患者应降低胆固醇摄入量,尤其是晚上,应避免进食高胆固醇类食品如鸡蛋(尤其是蛋黄)、肥肉、海鲜、无鳞鱼类、动物内脏等。

(3)低胆固醇饮食。胆固醇摄入过多,可加重肝胆的代谢负担,并引起多余的胆固醇在胆囊壁结晶、积聚和沉淀,从而形成息肉。

(4)其他饮食注意事项。宜多食各种新鲜水果、蔬菜;进食低脂肪、低胆固醇食品,如香菇、木耳、芹菜、豆芽、海带、藕、鱼肉、兔肉、鸡肉、鲜豆类等;多食干豆类及其制品;选用植物油,不用动物油;少吃辣椒、生蒜等刺激性食物或辛辣食品;多用煮、蒸、烩、炒、拌、汆、炖的烹调方法,不用煎、炸、烤、熏的烹调方法;平时喝水时,捏少许山楂、沙棘、银杏、绞股蓝放入水杯中当茶饮用。

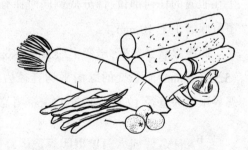

6 胆囊息肉样病变有什么临床表现？

患者多无特殊的临床表现。最常见的症状为右上腹疼痛或不适，一般症状不重，可耐受。如果病变位于胆囊颈部，可影响胆囊的排空，常于餐后发生右上腹的疼痛或绞痛，尤其在脂餐后。其他症状包括消化不良，偶有恶心、呕吐等，均缺乏特异性。部分患者可无症状，在健康检查或人群普查时才被发现。

7 什么是胆管乳头状腺瘤？有什么临床表现？怎么诊断？胆管乳头状腺瘤需要治疗吗？

胆管乳头状瘤常发生在十二指肠乳头处，肿瘤直径很少超过 2 cm，一般为单发，有可能恶变，被视为癌前期病变。是肝外胆管良性肿瘤中最常见的一种，可分为单纯性乳头状瘤、多发乳头状瘤和囊状乳头状瘤。

早期可无症状，当肿瘤较大造成胆管梗阻时可出现间歇性或复发性梗阻性黄疸，右上腹疼痛，消化不良

> **温馨提示**
>
> 胆总管乳头状腺瘤虽为良性肿瘤，但易于阻塞胆管而引起梗阻性黄疸和急性化脓性胆管炎，且此类肿瘤易复发及恶性变，故治疗应采取积极的手术方式。手术方式依肿瘤的部位而定。

和胆管炎症状，上腹痛有时可表现为急性或慢性胆囊炎或胆石症的症状，有时肿瘤阻塞胰管可发生胰腺炎。

主要诊断方法有经皮肝穿刺胆管造影术和内镜逆行胆胰管造影术，但常不能与胆管癌相鉴别。术中也难以鉴别病变的性质，只能根据病理检查确诊。超声检查可发现梗阻近端胆道扩张，有时可发现肿瘤回声。

8 胆管腺瘤有什么症状？怎么治疗？

主要症状有上腹不适、右上腹痛、黄疸和隐匿性上消化道出血等，也可表现为急性坏死性胰腺炎或复发性胰腺炎。

胆管腺瘤恶变率很高，因此应积极手术治疗。内镜下电灼灼除不能保证彻底切除肿瘤，激光破坏肿瘤是一种有效的方法。对无恶变的良性肿瘤可选用经

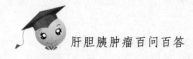
十二指肠黏膜下切除肿瘤和壶腹,同时行括约肌成形术。如患者黄疸明显,肿瘤伴有浅表溃疡,疑有恶变或术中活检已证实有恶变的病例,应行根治性切除术。

诊断疑问

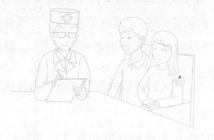

9 **诊断胆囊息肉采用什么方法？怎么鉴别良恶性？**

B 超为诊断胆囊息肉样病变的首选方法,具有无创、简便、经济和病变检出率高(95%~98.3%)和易普及等优点。胆囊息肉样病变的共同特点是向胆囊腔内隆起的回声光团,与胆囊壁相连,不伴有声影,不随体位改变而移动。

胆固醇息肉常为多发,息肉样,有蒂,常小于 10 mm,蒂长者可在胆囊内摆动,高辉度不均一的回声光团,无声影,不随体位变动而移位。超声检查的误诊率或漏诊率受胆囊内结石的影响,往往是发现了结石,遗漏了病变。也有因病变太小而未被发现者。

胆囊息肉样病变的 CT 检出率低于 B 超,高于胆囊造影,检出率为 40%~80%不等。其影像学特点与 B 超显像相似。如果在胆囊造影条件下行 CT 检查,显像更为清楚。但在评估胆囊病变良恶性方面 CT 和 MRI 均优于 B 超。

以下几方面, 对胆囊息肉样病变的鉴别诊断会有所帮助。

(1) 病变的大小。大部分为良性病变,15 mm 的病变为恶性的可能性相当高。由于影像学特征缺乏特异性,在很大程度上, 病变的大小是唯一的或主要的

温馨提示

事实上,小部分早期癌或腺瘤内癌也小于 10 mm,现单纯根据病变的大小来判定病变的良恶性仍然是不完善和不安全的。

区别点,因此,病变的大小则成为判定病变良恶程度的初步指标。我国学者认为,大于 10 mm 的病变应疑为恶性,并确定该点为手术指征之一。

(2)病变的数目。胆囊息肉,尤其是胆固醇性息肉,大部分为多发。胆囊腺瘤多为单发,少数为多发。腺瘤恶变虽然时有报道,但是尚未见到在同一胆囊内有多发腺瘤内癌的报道。因此,认为多发病变为良性可能性大,大于 10 mm 的单发病变应疑为恶性。

治疗疑问

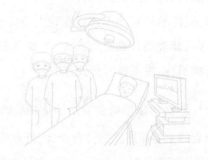

10 胆囊息肉样病变药物治疗能消失吗?什么时候需要手术?胆囊切除手术方式如何选择?"保胆取息肉"术是否可行?

国内外对于胆囊息肉药物治疗还缺乏有效的手段;胆囊息肉样病变药物治疗消失的可能性极小,一般以饮食调理为主,可控制部分息肉样病变的生长。

目前国内外一致认为,胆囊腺瘤是癌前病变,应积极手术切除,而对于非肿瘤性息肉,包括胆固醇性息肉、炎性息肉,如无明显症状不一定需要手术治疗。

胆囊腺瘤的恶变率与病变体积有密切关系。

手术指征

- 对于多发病变,最大者大于 1.0 cm,或单发者大于 0.6 cm。
- 对于单发病灶,蒂粗而短,不能排除恶变可能者。
- 经短期观察病变增大较快。
- 发现胆囊增大、功能丧失。
- 有明显的临床症状及合并胆囊结石或急慢性胆囊炎者。

另外,手术治疗还需要考虑患者的年龄和肿瘤的位置等因素,患者年龄低于 45 岁或病变位于胆囊体或胆囊底,可考虑随访观察,每 3 个月行 B 超检查;

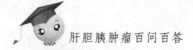
年龄超过 45 岁或病变位于胆囊颈部，则发生癌变或急性发作的可能性大，则无论有无临床表现均应早期手术治疗。

单纯胆囊切除，建议行腹腔镜胆囊切除术，该术式创伤小，恢复快，是目前胆囊切除的首选方法。但有反复发作的胆囊炎病史，或不排除恶性的患者，则不应选择腹腔镜胆囊切除术。

胆囊微创保胆取息肉术是利用腹腔镜和胆道镜两种特殊内镜设备来完成保留胆囊达到取息肉的目的。

目前，医学界对此术式存在较大争议。鉴于胆囊息肉的确切成因仍不十分清楚，保留胆囊后存在息肉再发、胆囊黏膜损伤慢性炎症刺激会导致胆囊恶性变的可能，目前尚不推荐行此术式。

11 胆囊切除术后会影响消化功能吗？

胆囊的主要作用就是储存胆汁，具有浓缩和调节胆汁流量的作用，本身没有消化功能。正常情况下术后经过 3 个月左右的逐步调理、适应、循序渐进，消化功能会恢复到术前 70%~80%水平，半年后消化功能与术前就没有太大的区别了。

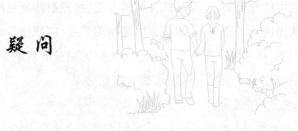

康复疑问

12 胆道良性肿瘤术后饮食应注意哪些？

(1)选择易消化的食物。手术后近期，尽量减少脂肪及胆固醇的摄入，不吃或少吃肥肉、油炸食品、动物内脏等，如果因口感需要可适当用一些橄榄油来烹制食品。要增加富含蛋白质的食物，以满足人体新陈代谢的需要，如瘦肉、水产品、豆制品等。多吃富含膳食纤维、维生素的食物,如新鲜水果、蔬菜等。养成规律进食的习惯,并且要做到少量多餐,以适应胆囊切除术后的生理改变。消化不良的症状大概会持续半年左右。随着时间的推移,胆总

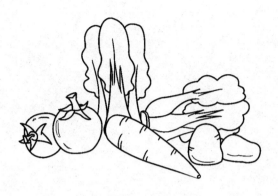

管逐渐扩张,会部分替代胆囊的作用,消化不良的症状会慢慢缓解。这时饮食可以逐步过渡到正常。

(2)恢复正常饮食后,宜保持低脂肪、低胆固醇、高蛋白质的膳食结构,忌食脑、肝、肾、鱼及油炸食物,忌食肥肉,忌饮酒,以免影响肝脏功能,或造成胆管结石。

13 胆道良性肿瘤术后运动应注意哪些?

逐渐从散步到适当参加一些力所能及的家务劳动和体育锻炼,循序渐进。

胰腺壶腹周围恶性肿瘤

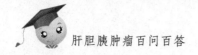
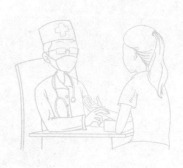

基础疑问

1 胰腺壶腹周围恶性肿瘤有哪些?

胰腺壶腹周围恶性肿瘤系指乏特氏壶腹、胆总管下端、胰管开口处、十二指肠乳头及其附近的十二指肠黏膜等处的恶性肿瘤。一般常见为壶腹癌、胆管下端癌、胰管开口处胰头癌、十二指肠乳头癌及其附近十二指肠癌,也包括起源于这些地方的神经内分泌癌、肉瘤等。

2 胰腺在哪里? 有什么功能?

胰腺位于我们身体上腹部深处,为一长条状腺体。它长为 14~18 cm,重为 65~75 g。胰腺下缘在腹前壁表面投影相当于脐上 5 cm,上缘相当于脐上 10 cm。

胰腺的功能主要有外分泌和内分泌两种功能。外分泌功能是分泌胰液,中和胃酸,消化糖、蛋白质和脂肪。内分泌功能主要有四种:分泌胰高血糖素,升高血糖;分泌胰岛素,降低血糖;分泌生长抑素,调解前两者的分泌;分泌胰多肽,抑制胃肠运动、胰液分泌和胆囊收缩。

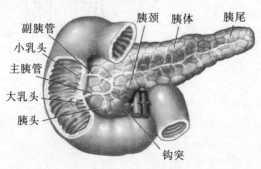

副胰管
小乳头
主胰管
大乳头
胰头
胰颈 胰体 胰尾
钩突

3 **什么是胰腺癌？胰腺癌离我们远吗？与哪些因素有关？如何预防胰腺癌？**

胰腺癌是一种恶性程度极高的肿瘤，约 95% 为起源于腺管上皮的导管腺癌，其发病率与死亡率几乎相等，是实体瘤中预后最差的肿瘤。

胰腺癌的发病率呈逐年上升的趋势，已成为消化道常见的恶性肿瘤。世界上每年有胰腺癌新发病例约 20 万人。中国内地胰腺癌发病率逐年上升，上海近 20 年增长了 4 倍。天津市胰腺癌发病率在女性中增长 1.65 倍，成为增速最快的女性恶性肿瘤；在男性中增长 0.98 倍，增速名列男性恶性肿瘤第 5 位。胰腺癌发病还呈现出比较明显的低龄化趋势，天津市肿瘤医院近年收治住院的胰腺癌患者中，年龄小于 50 岁者达 30% 左右。

温馨提示

保持积极乐观的生活态度。不急不躁，心情好则百病除。

到目前为止，关于胰腺癌的病因尚不十分清楚。但大量的流行病学调查发现了一些公认的危险因素，这些危险因素或多或少参与了胰腺癌的发生。比如吸烟(增加 1.7~22 倍)、大量长期饮酒(增加 1.2~1.4 倍)、慢性胰腺炎(增加 13.3 倍)、肥胖(男性增加 1.5 倍，女性增加 2.8 倍)、糖尿病(增加 2 倍)、胆囊切除(增加 1.2 倍)、胃切除(增加 1.5 倍)、幽门螺杆菌感染(增加 1.4 倍)。

遗传因素目前发现的有遗传性胰腺炎(增加 69 倍)、非 O 型血(增加 1.3 倍)、家族性的胰腺癌(增加 9~32 倍)、家族性腺瘤性息肉病(增加 4.5~6 倍)等。

远离危险因素。遗传因素不由我们选择和改变，但生活习惯掌握在自己的手中，如戒烟、戒酒。适当运动、节制饮食，减少糖尿病和肥胖的发生。控制幽门螺杆菌感染。

4 **什么是胰头癌、胰体癌、胰尾癌、全胰癌？都有哪些表现？**

胰腺根据解剖位置分为胰头、胰颈、胰体和胰尾。肿瘤位于胰头者，为胰头癌；位于胰体者为胰体癌；位于胰尾者为胰尾癌；当肿瘤位于胰体部、尾部时为

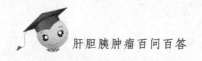

胰体尾癌;当肿瘤侵犯整个胰腺时称为全胰癌。

胰头癌占胰腺癌的 70%~75%。胰头癌早期可以没有症状,随着肿瘤进展,可能会出现不明原因的尿色深黄、眼睛和全身皮肤变黄、食欲缺乏、腹胀、腹痛或后背痛、体重下降、乏力等。

具体表现

- 不明原因的尿色深黄、眼睛和全身皮肤变黄(医学上称为黄疸):是胰头癌的最为常见的症状。开始往往是尿色加深,随着病情进展,尿色变得像酱油一样,眼睛和全身也逐渐变黄,而且越来越深,大便颜色反而变得越来越浅,最后变成白色。同时大部分患者会伴有皮肤瘙痒。
- 食欲缺乏、消化不良、腹胀、腹痛或后背痛:是常见的症状。患者往往不明原因的出现食欲差、消化不良、腹泻,饭后出现腹胀,症状逐渐加重,甚至可以出现进食后呕吐的肠道梗阻现象。腹痛往往是上腹钝痛、胀痛,可放射至后腰部。少数患者可呈现剧痛,昼夜不止。
- 体重下降、乏力:患者初期即可有体重下降和乏力,随着病情进展,症状会越来越明显,其与饮食减少、消化不良、睡眠不足和癌肿消耗等有关。

胰体癌、胰尾癌及全胰癌三者的表现类似,共占胰腺癌的 25%~30%。早期可以没有症状,随着肿瘤进展,可能会出现腹痛、后背痛、食欲缺乏、消化不良、体重下降、乏力等。

具体表现

- 腹痛、后背痛:疼痛多位于上腹部、脐周或右上腹,性质为绞痛,阵发性或持续性、进行性加重的钝痛、大多向腰背部放射,平躺时及晚间加重,坐、立、前倾位或走动时疼痛可减轻。
- 食欲缺乏、消化不良:患者往往食欲差、恶心,饭后出现腹胀、不消化,甚至出现腹泻或便秘。
- 体重下降、乏力:几乎所有的患者都会出现明显的体重减轻,到后期大部分患者会出现腹水、极度消瘦、极度衰竭和乏力。

5 胰腺癌患者为什么会出现全身黄染、尿色如茶、大便颜色变浅或变白？黄疸对人体有哪些危害？该怎么办？

胰腺癌中胰头癌最容易出现黄疸(全身黄染、尿色如茶、大便颜色变浅或变白),因为胆管下段位于胰头内,胰头出现肿瘤极易侵犯或压迫胆管造成胆管狭窄或梗阻，从而使黄色的胆汁无法正常排入肠道（使大便颜色变浅或变白），被迫经肝入血，随血液进入全身各个地方，从而出现全身黄染、尿色如茶。胰体尾癌少有黄疸出现，除非淋巴结转移或肝转移压迫胆道时才会发生。

胆汁是人体重要的消化液，成人每天的生成量为 500~1000 mL，负责脂肪性食物的消化和吸收，一旦出现梗阻，则无法进入肠道，造成脂肪性食物及脂溶性维生素无法消化吸收，出现营养不良和脂肪泻。

温馨提示

胆汁中的胆红素是人体代谢废物，需要通过胆汁进入肠道得以排泄，也是它使胆汁和大便呈现黄色，一旦胆道梗阻无法进入肠道，就会先淤积在肝内，之后再通过肝脏进入血液，然后淤积在身体各个脏器，除了造成全身黄染外，还会对心、肝、肾等脏器及神经造成毒性损害，出现瘙痒，甚至出现肝功能衰竭和肾衰竭。

解决黄疸有几种办法。对于能根治性切除的患者可行胰十二指肠切除术，对于无法根治性切除的患者可以行短路手术或放置胆道支架或引流管进行胆汁引流解决黄疸的问题。

6 什么是胰漏？为什么会出现胰漏？胰漏发生率有多高？一旦发生可危及生命吗？该如何处理？

胰漏对于胰腺癌可根据手术方式的不同分为两种。

胰头部肿瘤需要行胰十二指肠切除术，为胰十二指肠切除术术后胰漏。即胰液从胰肠吻合口漏出。

胰十二指肠切除术后胰漏发生的原因

● 组织构成不匹配：小肠是空腔脏器，是一条时刻在伸缩、蠕动并分泌大量肠液、内含气体的管道，而胰腺是一个实质脏器，是一个固定在腹腔最深处、不动、质地柔软并分泌大量腐蚀性胰液的腺体，一个空心，一个实心，将二者缝到一起，本身在组织构成不匹配，二者本不"同心"，却因手术硬要将二者撮合在一起，"强扭的瓜不甜"，因此出现问题的机会很大。当二者没有真正的愈合在一起时，就会出现胰漏。

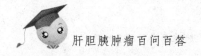

● 缝合技术：到目前为止，为防止胰漏，出现了各种胰肠吻合技术，但仍没有彻底解决胰漏的问题。主要是术者的经验，术者做得例数越多，经验越丰富，出现胰漏的概率越低。

● 患者自身的情况：患者基础情况越好，胰腺和小肠相对越匹配，胰漏发生的概率越低。

对于胰体尾脾切除术后胰漏，往往是由于胰管非常细小，切断胰体尾后，未能找到胰管，未能单独结扎胰管，胰腺残段处理不够理想，造成胰漏。

据文献报道，胰十二指肠切除术术后胰漏，发生率为 5%~25%，而胰漏的致死率可达 20%~50%。之所以胰十二指肠切除术术后胰漏可怕，是因为胰肠吻合一旦漏了，不但胰液会漏到腹腔，肠液也会漏到腹腔，肠液会激活胰液中的消化酶，像消化食物一样开始消化、腐蚀邻近的脏器、组织及血管，从而导致严重的后果，比如邻近脏器坏死、严重的感染、大出血等，往往可危及生命。但是，不是所有胰漏均会危及生命。如果患者无临床症状，仅表现为引流液淀粉酶升高，一般不需干预措施，腹腔引流管通畅引流后可自愈；如果患者有轻度不适症状，一般需谨慎处理，可根据情况采用禁食、肠外营养、肠内营养、生长抑素、抗生素等治疗措施，根据有无积液，引流管可置于原位或适当调整位置，保证通畅引流即可；如果患者有明显临床症状，有脓毒症或腹腔脓肿，需要积极临床干预，必要时需行相关操作或手术治疗。一般情况下，只有第三种胰漏可能会有生命危险。

温馨提示

胰体尾部的肿瘤，一般行胰体尾切除术。术后胰漏的发生率较低，由于本手术创伤较胰十二指肠切除术小，而且没有切除后重建，漏出的胰液没有肠液激活，腐蚀性很低，即使出现胰漏，往往通过穿刺引流即可痊愈。

7 什么是胃瘫？胃瘫有哪些具体表现？为什么胰腺癌术后会出现胃瘫？发生胃瘫后如何治疗？胃瘫多长时间能好？

胃瘫是腹部手术，尤其是胰十二指肠切除术后常见并发症之一，主要表现是术后胃动力紊乱，如吃饭后腹胀、呕吐，但各种检查未见胃肠吻合口狭窄或梗阻,单纯是胃不蠕动,造成食物和水无法通过胃进入肠道。患者多发生于手术后数日内,当拔掉胃肠减压管开始进食、喝水后出现上腹饱胀不适、恶心、呕吐及顽固性打嗝等症状,一般疼痛不明显,食后吐出大量胃内容物,可含有或不含有胆汁,吐后症状暂时缓解,胃肠减压抽出大量液体,每日1000~3000 mL。胃瘫发生时,小肠及结肠动力功能

温馨提示

本病的发病率,国内报道为 0.47%~3.6%,国外报道为5%~24%。

一般不受影响,故患者可正常肛门排气、排便,体检发现胃振水音。胃镜检查及胃肠道碘油造影可排除胃肠吻合口狭窄或梗阻。

本病发病机制尚未完全明确,可能的原因有多种,如术中麻醉药物的直接抑制作用,精神紧张,吻合口水肿,输出襻痉挛、水肿,长期应用抑制胃肠道运动药物,水电解质与营养失调,饮食改变或术后早期进食不当,食物中脂肪含量过高及变态反应,大网膜与吻合口周围团块状粘连,炎性肿块压迫等因素,术后整个消化道内环境改变、紊乱导致的空肠麻痹或痉挛为常见原因。还有,术前营养不良患者胃瘫发生率比较高,营养较差,如贫血、低蛋白血症,术后胃壁及吻合口水肿较多见。糖尿病是引起胃瘫的基础疾病之一,这主要是糖尿病可致供应内脏的自主神经发生病变,使胃张力减退、运动减弱。再有,术前有胃流出道梗阻者较之无梗阻者胃瘫发生率高。术后腹腔感染、胆汁反流、吻合口水肿或残胃炎等加重了胃瘫的临床表现并延缓了排空时间,患者对手术恐惧及焦虑状态亦对胃瘫的发生有一定的影响。

由于胃瘫属功能性病变而非机械性梗阻,一经确诊主要应采用非手术治疗。

(1)严格禁食、禁水,持续胃肠减压,一旦胃瘫诊断明确,胃管不要轻易拔除,最好等症状完全缓解,将胃管夹闭进食后不再出现上腹饱胀不适、打嗝、呕吐后再拔除,否则可能延长恢复时间。高渗温盐水或普鲁卡因洗胃,可减轻吻合口水肿。

(2)营养支持。通过肠内营养管给予足够的营养,肠内营养不足时可通过输液补充。

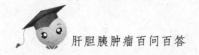

（3）胃肠动力药物的应用。如甲氧氯普胺，作用于平滑肌可促进胃排空，可以减少胃酸反流。一般用量为 10~20 mg，每 6~8 小时 1 次，肌注或经胃管内注入。多潘立酮可增强胃蠕动，协调胃肠运动，促进胃排空，减少食物消化时间。一般剂量 10~20 mg，每 6~8 小时 1 次。西沙必利可促进平滑肌强烈收缩，加快胃排空和协调胃肠运动，对治疗胃瘫有较好效果。多用 5~10 mg，每 6~8 小时 1 次。红霉素已于临床应用数十年，可促进胃肠动力，促进胃排空，可明显减轻胃潴留。新斯的明有明显促进胃蠕动作用。常用剂量为 0.5~1.0 mg，肌注，每日 2 次，临床证实，新斯的明双侧足三里穴位注射效果更佳。静滴氢化可的松或地塞米松，减轻吻合口水肿。

（4）胃镜治疗。胃镜不仅对胃瘫诊断有帮助，同时对胃壁也是一种适度刺激，有些患者经胃镜检查后病情很快好转，可能为胃瘫发生机制中主要因为吻合口附近局限性肠麻痹或空肠输出袢痉挛所致，通过胃镜向输出袢注气刺激了空肠蠕动功能的恢复而使病情好转。此外，还可通过胃镜将营养管置入远端空肠行肠道营养支持。

> **温馨提示**
>
> 胃镜不仅是检查方法，同时也是一种有效的治疗措施。

（5）有糖尿病及低蛋白血症患者应同时给予治疗纠正，研究发现当血糖高于 10 mmol/L 时，可导致胃电节律失常及胃内压降低，使胃排空延迟，因此，应监测并控制血糖平稳。

（6）中药治疗。可于胃管或鼻饲管中注入中药煎剂以促进胃肠蠕动的恢复。

（7）心理安慰，鼓励患者配合治疗。由于患者恶心、呕吐明显，时有顽固性打嗝，长期不能进食，需大量补液，多有焦虑、害怕、消极悲观情绪，应耐心向患者解释，消除其紧张心情和恐惧心理。

（8）手术治疗。关于再次手术，一般情况下一旦诊断明确，应坚持积极的非手术治疗，多数患者在 3~5 周内恢复，再次外科手术需谨慎。因为胃切除术后残胃排空延迟只是功能性的，本身并无器质性病变，过早手术探查往往不能发现梗阻因素，反而使患者受到不必要的损伤，增加术后并发症和病死率，加重无张力残胃的排空障碍，延长病程时间。只有上述内科治疗均无明显效果，在诊断上不能完全排除机械性梗阻因素者,才考虑再次手术探查。如决定手术治疗,通常采取全胃切除术。

胃瘫患者多于 3~5 周内恢复,亦有报道少数患者需要 3 个月左右恢复。患者胃动力的恢复常常突然发生,于 1~2 天内胃引流量明显减少,腹胀、恶心等症状很快缓解,即可拔除胃管,逐渐恢复饮食。

8　什么是壶腹周围癌?能活多久?

壶腹周围癌是指位于十二指肠壶腹周围 2 cm 以内(包括乏特壶腹、胆总管下端、胰管开口处、十二指肠乳头及其附近的十二指肠黏膜等处)的癌症。这些肿瘤虽然来源不同,但由于彼此紧贴相连,有着相同的临床表现,手术时也难以将其截然分开,故常作为一个类型,统称为壶腹周围癌。壶腹周围癌发展较缓慢,手术切除率 60% 左右,5 年治愈率达 40%~45%,无法手术的患者的平均生存期为 6~9 个月。

壶腹周围器官虽然也与胰头相连,而且临床表现类似,治疗方法几乎相同,但由于两者在病程、手术切除率、预后等均有明显不同。

9　怀疑有壶腹周围癌应该做哪些检查?各项检查都有什么特点?

首选 B 超,如果 B 超未发现问题或可疑,可以进一步做超声内镜检查和上腹平扫+强化 CT(或 MRI)和(或)ERCP 并化验 CA19-9、CA125、CEA 进行确诊。如果所有检查均未发现异常,则继续观察。如果可疑但不能确诊,则遵从医生的建议进行观察或进一步检查 (如 PET-CT 或反复行 ERCP 或超声内镜检查并活检取病理)或积极手术治疗。

(1)影像学检查。

● B 超:超声检查具有安全、无创、简单、直观等优点,现在已成为壶腹周围癌初步筛查的首选。超声检查可显示胆管扩张、胰管扩张、胆囊增大的程度以及有无肝脏转移及淋巴结转移等征象。但超声检查无法显示胆管的分支状况,以及对肿块的定性诊断比较差,还受肥胖、十二指肠内气体以及胰腺周围组织以及操作者操作技术、临床经验、仪器分辨率等影响,检查的准确率会受到影响。

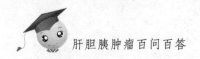

超声内镜(EUS)检查对壶腹周围病变的定位、定性诊断比较好,并且可以显示肿瘤浸润管壁的深度,这有助于壶腹周围病变的诊断及鉴别诊断,必要时可以在超声内镜下进行活检。

温馨提示

如果 B 超不能确诊或需要判断能否进行手术治疗则需要进一步行平扫＋强化的 CT 或 MRI。

● CT 扫描:平扫+强化的 CT 能够较好地显示肿物的大小、部位、形态、内部结构及与周围结构的关系。能够较为准确地判断有无其他脏器转移及淋巴结转移。对于判断能否手术切除非常重要。

● MRI 及磁共振胰胆管成像(MRCP):MRI 具有无创、安全、简便和重复性好的优点,对软组织分辨率高,又可任意方位成像,但在诊断淋巴结浸润方面较 CT 差,对肝内转移灶的诊断效果优于 CT,能更清晰地显示病灶及与周围组织的关系。

● 内镜逆行胰胆管造影(ERCP):ERCP是在十二指肠镜检查基础上注入对比剂显示胰胆管的技术,不但可以直观的观察十二指肠内侧壁及乳头区情况,还可以通过对胆总管狭窄或充盈缺损的显示,有效的评估肿瘤在胆总管内的形态、位置,对肿瘤的定位诊断及手术治疗提供帮助,还可以进行活检及病理学检查。但是 ERCP 是局部检查而且有创,无法评估肿瘤与周围组织、血管的关系及有无转移,并且有一定的风险和创伤。

温馨提示

MRCP 不但无创,而且对胆道有无梗阻及梗阻部位、梗阻原因具有明显优势。

(2)化验检查。 到目前为止,尚未发现特异性肿瘤标志物。部分壶腹周围癌患者的血清糖链抗原 CA19-9、CEA、CA125 可升高,但无特异性。

(3)病理学检查。超声内镜下细针穿刺活检或通过 ERCP 进行活检及病理学检查,一般在放化疗前进行确诊时采用,手术前如果影像学较为典型不作为术前常规检查,但术前需要和家属充分沟通,争得家属同意。

10 **什么是胰岛素瘤？胰岛素瘤是恶性的吗？**

胰岛素瘤又称胰岛 β-细胞瘤，是一种以分泌大量胰岛素而引起发作性低血糖症状为特征的疾病。90%左右的肿瘤位于胰腺内，在胰腺头、体、尾各部位发生的概率基本相同。常表现为软弱、无力、出汗、震颤、心悸、饥饿感、面色苍白、恶心、呕吐等，轻者伴两眼发直、痴呆不语、反应迟钝等，重者可伴有狂躁不安、胡言乱语、性格变态、甚至幻听、幻视及妄想等精神异常表现。

本病约 80%以上为良性肿瘤，约 7%为 β-细胞增生，恶性肿瘤不到 10%，且常有肝及附近淋巴结转移。

11 **壶腹周围癌是由什么引起的？壶腹周围癌都有哪些表现？**

到目前为止，关于壶腹周围癌的病因尚不十分清楚。但一些危险因素或多或少参与了壶腹周围癌的发生。比如十二指肠癌可以继发于家族性腺瘤性息肉病。壶腹癌一般继发于先前的腺瘤，胆管癌则与原发性硬化性胆管炎、溃疡性结肠炎、乳头瘤病、胆总管囊肿以及胆胰管异常交通支的存在等因素有关。早期的壶腹周围癌往往是先出现无痛的、逐渐加重的黄疸，表现为全身黄染、小便深茶色、大便变浅或呈陶土色。继而可能会出现上腹胀满不适、食欲下降、消化不良、体重减轻。随着肿瘤进展，出现局部侵犯或远处转移时可能会出现腹痛或后背痛。到终末期可能会出现腹水、肠梗阻、极度消瘦、乏力等症状。

12 **壶腹周围癌患者为什么会出现黄疸？与胆道结石或炎症造成的黄疸有什么区别？为什么会有上腹胀满不适、食欲下降、消化不良、体重减轻？**

由于壶腹周围癌发生于胆道末端或紧邻胆道末端，极易阻塞或压迫胆道出现黄疸(全身黄染、尿色如茶、大便颜色变浅或变白)。

壶腹周围癌黄疸的特点往往是无痛的、逐渐加重的黄疸，表现为全身黄染、小便深茶色、大便变浅或呈陶土色，当伴随胆道感染时，也会导致患者发烧。而胆道结石或炎症往往在出现黄疸的同时还伴有明显的腹痛和(或)发烧。

上腹胀满不适是由于肿瘤阻塞或压迫胆道造成胆道梗阻继而出现胆道扩

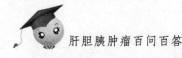

张、胆囊明显增大,从而出现上腹胀满不适。由于胆汁排出困难,淤积在肝脏造成肝损伤,从而出现食欲下降;由于含有大量消化液的胆汁无法进入肠道参与消化,造成消化不良和体重减轻。

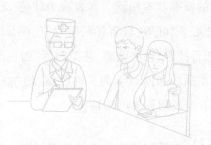

诊断疑问

13 壶腹周围癌手术前需要哪些检查?

(1)化验检查。血常规、便常规、尿常规、血凝常规、肝肾功能、电解质、血糖、流病检测、血型分析、相关肿瘤标志物。

(2)影像学检查。胸片、全腹 B 超、上腹平扫+强化 CT 或磁共振、超声内镜或 ERCP。

(3)功能性检查。肺功能、心电图。

如果以上所有检查都没有手术禁忌证,则积极进行手术治疗;有禁忌证则应尽快调整后再进行手术。

14 胰岛素瘤如何诊断?

(1)空腹及发作时低血糖。典型特点:空腹和运动可诱发低血糖的发生;发作时血糖低于 2.8 mmol/L(50 mg/dL);供糖后低血糖反应很快减轻或消失。

(2)胰岛素和 C 肽不适当分泌过多。

(3)饥饿试验(禁食试验)必要时进行。胰岛 B 细胞瘤患者禁食 12~18 小时

温馨提示

此试验应在医生监护下进行,一旦出现低血糖症状应立即取血分别测血糖和胰岛素,同时给患者进食或注射葡萄糖并终止试验。

后，约有 2/3 的病例血糖可降至 3.3 mmol/L 以下，24~36 小时后绝大部分患者发生低血糖症(血糖低于 2.8 mmol/L，而胰岛素水平不下降)。如禁食 72 小时不发生低血糖症者，可排除本病。

(4)定位检查。影像检查：超声和 CT、MRI 有助于肿瘤的定位诊断；但大部分肿瘤的瘤体较小(直径 5.5~10 mm)，可采用选择性腹腔动脉血管造影来进行术前定位。

15 怀疑有胰腺癌应该做哪些检查？

(1)影像学检查。

● B 超：由于 B 超检查方便、快捷、价格便宜，因此是胰腺癌检查的首选。但由于 B 超视野小，受胃、肠道内气体、体型等影响，有时难以观察到胰腺、特别是胰尾部较小的病变。近年来使用内镜超声，它是内镜与超声相结合的一项技术，可提高胰腺癌的检出率。另外，检查者经验对结果影响较大，因此经验丰富的 B 超医生对诊断的对错至关重要。但 B 超对胰腺癌的敏感性不如 CT 或 MRI。

温馨提示

如果 B 超不能确诊或需要判断能否进行手术治疗则需要进一步行平扫＋强化的 CT 或 MRI＋MRCP。

● CT 扫描：平扫+强化的 CT 能够较好地显示胰腺肿物的大小、部位、形态、内部结构及与周围结构的关系。能够较为准确地判断有无其他脏器转移及淋巴结转移。对于判断能否手术切除非常重要。

● MRI 及磁共振胰胆管成像(MRCP)：MRI 对局限于胰腺内小癌肿和判断有无胰周扩散等，优于 CT 及 B 超。另外，MRCP 对胆道有无梗阻及梗阻部位、梗阻原因的判断具有明显优势。

(2)化验检查。

● CA19-9：到目前为止，CA19-9 是胰腺癌敏感性最高的标志物，大部分胰腺癌患者血清 CA19-9 水平都会显著升高。CA19-9 越高，预后越差。另外，肿瘤复发时 CA19-9 可再度升高，而且常发生在影像学能发现之前，因此 CA19-9 还可以监测肿瘤复发。但是 CA19-9 在发生胆汁淤积时会明显升高，从而出现

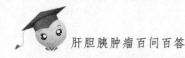

假阳性。另外,其他的疾病,比如胆管细胞癌、肝细胞癌、胃癌、肝硬化、急性胰腺炎等也可以升高,因此,单独应用 CA19-9 不能对胰腺癌进行诊断,只可作为胰腺癌的筛选检测指标。

● CA242:CA242 敏感性与 CA19-9 相似或略低。但由于 CA242 水平几乎不受胆汁淤积的影响,因此,CA242 对胰腺癌诊断的特异性,尤其是在与良性胆汁淤积疾病鉴别方面优于 CA19-9。

● CA125:CA125 与胰腺癌的分期有关:Ⅰ期全部阴性,Ⅱ期阳性率为 7%,Ⅲ期阳性率为 70%,Ⅳ期阳性率为 84%。因此,无早期诊断意义。

● CEA:CEA 水平与肿瘤大小、扩散及转移有一定相关性,肿瘤复发时 CEA 可升高,对随访监测有一定意义。

(3)病理学检查。B 超或 CT 引导下细针穿刺活检,一般在放化疗前进行确诊时采用,手术前如果影像学较为典型不作为术前常规检查,但术前需要和家属充分沟通,征得家属同意。

16 怎样判断胰腺癌的早晚期?

TNM 分期

- Tx:原发肿瘤无法评估。
- T0:无原发肿瘤证据。
- Tis:原位癌。
- T1:局限于胰腺,最大直径小于等于 2 cm。
- T2:局限于胰腺,最大直径大于 2 cm。
- T3:超出胰腺,但没有侵犯腹腔动脉或肠系膜上动脉。
- T4:侵犯腹腔动脉或肠系膜上动脉(不可切除的原发灶)。
- Nx:区域淋巴结无法评估。
- N0:无区域淋巴结转移。
- N1:有区域淋巴结转移。
- M0:无远处转移。
- M1:有远处转移。

TNM 分期

分期	T	N	M
0	Tis	N0	M0
ⅠA	T1	N0	M0
ⅠB	T2	N0	M0
ⅡA	T3	N0	M0
	T1	N1	M0
ⅡB	T2	N1	M0
	T3	N1	M0
Ⅲ	T4	任何 N	M0
Ⅳ	任何 T	任何 N	M1

17 胰腺癌手术前需要哪些检查？

胰腺癌手术前检查内容

● 化验检查：血常规、便常规、尿常规、血凝常规、肝肾功能、电解质、血糖、流病检测、血型分析、胰腺癌相关肿瘤标志物。

● 影像学检查：胸片、全腹 B 超、上腹平扫+强化 CT 或磁共振。

● 功能性检查：肺功能、心电图。

● 如果以上所有检查没有手术禁忌证，则积极进行手术治疗；有禁忌证则应尽快调整后再进行手术。

18 得了胰腺癌还能活多久？

胰腺癌的死亡率几乎和发病率相同，是腹腔恶性度最高的肿瘤之一。手术切除是唯一能够使患者获得治愈或长期生存的方式。不幸的是只有 10%~20% 的患者在就诊时能够手术，80% 以上的患者已进入肿瘤晚期，无法根治性手术切除，这些患者生存期绝大多数只有 4~8 个月。而能够手术切除的患者手术后平均生存期为 18~27 个月，能活过 5 年的概率为 10%~25%。但并不意味着只要得了胰腺癌就等于死亡，不同阶段的胰腺癌患者生存期差异很大。据报道，可切除的胰腺癌患者 5 年生存率可达24%，局部晚期无法切除者为 9%，出现转移者只有 2%。然而在可切除的患者中，如果肿瘤小于 2 cm，5 年生存率可高达50%，如果小于 1 cm，5 年生存率几乎接近 100%。

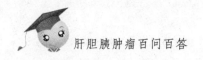
19 **什么是胰腺胰母细胞瘤？为什么会得胰母细胞瘤？胰母细胞瘤有哪些表现？如何诊断？**

胰母细胞瘤是恶性肿瘤，是一种较为罕见的胰腺低度恶性肿瘤，到目前为止国内外报道不过几百例。据统计，胰母细胞瘤占胰腺肿瘤的 0.16%~0.5%，主要发生在 1~8 岁的儿童，偶尔发生在成人。因此此病曾被称为"婴幼儿胰腺癌"或"胰腺少年腺癌"。

到目前为止，胰母细胞瘤的发病机制尚不明确。文献报道胰母细胞瘤的发生可能与 Wnt 信号通路的异常激活有关。

胰母细胞瘤没有非常特殊的临床表现，因此诊断较为困难。胰母细胞瘤生长缓慢，往往

> **温馨提示**
>
> 胰母细胞瘤还可以分泌激素，引起相关内分泌症状，如脸部及躯干部肥胖、皮肤菲薄、宽大紫纹、皮肤瘀斑、恶心、乏力等症状。先天性的胰母细胞瘤常合并有巨舌症、脐膨出和低血糖等。

直到体积相当大的时候才能发现。目前报道的胰母细胞瘤最大直径达 25 cm。儿童可能表现为腹部包块、腹胀、上腹部疼痛及生长发育缓慢等，当肿瘤压迫胆道时还可以出现全身黄染。

研究发现，68% 的患者会出现甲胎蛋白（AFP）升高。当发现儿童胰腺肿块，同时伴有 AFP 明显升高应考虑胰母细胞瘤。根据临床表现、影像学改变不能明确诊断胰母细胞瘤，胰母细胞瘤最终的诊断还是要靠穿刺活检或手术切除后的病理诊断。

到目前为止，胰母细胞瘤最好的治疗方式通过手术将肿瘤完整切除。有文献报道完整切除者 5 年生存率可达 65%；但复发率较高，即使完整切除 18% 的患者仍可局部复发（平均 20 个月），26% 的病例可发生远处转移。肝脏是最常见的转移部位，其次是肺部和区域淋巴结。有文献报道，第一次看病时约 17% 的患者发生远处转移，其中发生肝脏转移约占 88%。

如果术后短期内（3 个月内）即出现远处转移或局部复发，往往提示病情进展迅速，生存期短，建议以局部放疗和（或）全身化疗为主的保守治疗。如果术后半年以上出现远处小于 3 个的转移，且转移灶较小，比如肝转移，可以考虑

进行局部射频消融治疗、冷冻治疗或放疗等微创治疗。一般情况下,患者复发、转移出现得越早,生存期越短,治疗效果越差,治疗尽量选择无创或轻创的保守治疗;患者复发、转移出现得越晚,生存期越长,治疗效果越好,治疗可根据具体情况采取较为激进的治疗,如再手术、射频消融、冷冻或放疗等。

治疗疑问

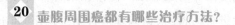

20 壶腹周围癌都有哪些治疗方法?

(1)根治性手术切除。是唯一能使患者治愈或长期存活的方法。常规的手术方式为胰十二指肠切除术（详见胰头癌的治疗),适于一般情况较好、肿瘤较早(没有远处脏器或远处淋巴结转移而且局部可完整切除)的患者。如果肿瘤非常小,侵犯深度很浅,没有淋巴结转移或全身情况不能耐受根治性手术的小癌灶患者,可以考虑局部切除。

> **温馨提示**
> 该术式要求切除距肿瘤周围至少 1.5 cm 以上的组织,术中需快速冰冻病理切片检查,若切缘阳性应扩大切除范围或行胰十二指肠切除术。

(2)短路手术或支架、引流手术。当患者体质差或肿瘤较晚(有远处脏器或远处淋巴结转移或局部无法完整切除),无法行根治性手术切除时,可以根据患者的具体情况选择短路手术或支架、引流手术。详见胰头癌治疗。

(3)放化疗。当患者无根治性手术时,往往需要放化疗进行姑息治疗。放疗可以适当控制肿瘤进展,减轻疼痛。

> **温馨提示**
> 化疗对于壶腹周围癌不甚敏感,有效率在20%左右。

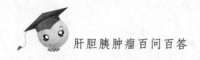

(4)中医中药。壶腹周围癌患者在术后或放化疗期间往往出现明显的胃肠道反应,比如腹胀、恶心或消化不良,适当服用一些中药能够缓解部分症状。

21 得了壶腹周围癌应该如何选择治疗方案?

手术切除是唯一一种可能使患者治愈或长期生存的方法,因此只要肿瘤没有远处转移,局部可以完整彻底切除,患者的体质可以耐受手术,均应首先手术切除。手术恢复一段时间(通常术后4周内)根据病理情况、医生建议进行化疗预防肿瘤复发和转移。

如果不具备上述手术条件,比如出现远处转移,一般进行转移病灶的穿刺活检或通过超声内镜(或 ERCP)原发病灶进行活检,根据病理进行全身化疗,如出现局部疼痛,可再辅以局部放疗;如没有远处转移,只是局部无法完整彻底切除(如侵犯邻近大血管或广泛侵犯邻近脏器或广泛淋巴结转移),可先行通过超声内镜(或 ERCP)原发病灶进行活检,根据病理进行全身化疗,如出现局部疼痛,可再辅以局部放疗,有一小部分患者通过放化疗肿瘤明显缩小可以进行手术,但绝大部分患者放化疗只是适当延长生命或改善生活质量;如果是因为体质差、基础病多无法耐受手术,可在加强营养支持及调理基础病后进行评估,能手术尽量手术,仍无法耐受手术可酌情进行放化疗。

对于无法手术切除,但出现黄疸或呕吐的患者,可以考虑通过微创放置胆道支架或胆道引流解决黄疸问题,也可以通过短路手术来解决黄疸和呕吐问题。

22 壶腹周围癌手术前需要做哪些术前准备? 术后多长时间可以吃饭、喝水? 术后为什么常常出现腹胀、腹部不适? 为什么会出现腹泻,应该如何治疗? 壶腹周围癌出现肝转移该如何治疗?

同胰头癌。

23 什么时候开始化疗? 化疗需要多少个疗程?

化疗分为术前新辅助化疗、术后辅助化疗、单纯化疗几种。对于术前认为不可切除或勉强切除的患者,往往可以考虑先行化疗,希望通过化疗达到肿瘤缩小能够切除的目的，此种化疗称为术前新辅助化疗，一般需要两个或以上的疗程。对于手术后的患者，一般都需要进行辅助化疗预防复发，此种化疗称为术后辅助化疗，如果肿瘤切除彻底，化疗期间复查没有复发或转移迹象，一般需要

4~6个疗程，如果出现复发或转移的迹象，则需要考虑更换化疗方案或联合其他治疗，具体的疗程则根据病情和医生经验来决定了。

24 胰母细胞瘤如何治疗？能治好吗？

胰母细胞瘤首选手术治疗，如果已经发生局部侵犯血管或转移，无法手术时，可以考虑化疗和放疗，但效果较差。

位于胰头部的胰母细胞瘤，往往边界完整、预后较好；位于胰尾的胰母细胞瘤，往往边界不清，预后较差。

25 胰母细胞瘤会转移吗？手术后会复发或转移吗？胰母细胞瘤术后复发、转移怎么办？

到目前为止，胰母细胞瘤最好的治疗方式通过手术将肿瘤完整切除。有文献报道完整切除者5年生存率可达65%；但复发率较高，即使完整切除18%的患者仍可局部复发（平均20个月），26%的病例可发生远处转移。肝脏是最常见的转移部位，其次是肺部和区域淋巴结。有文献报道，第一次看病时约17%的患者发生远处转移，其中发生肝脏转移约占88%。

如果术后短期内（3个月内）即出现远处转移或局部复发，往往提示病情进展迅速，生存期短，建议以局部放疗和（或）全身化疗为主的保守治疗。如果术后半年以上出现远处小于3个的转移，且转移灶较小，比如肝转移，可以考虑进行局部射频消融治疗、冷冻治疗或放疗等微创治疗。一般情况下，患者复发、

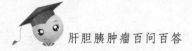

转移出现得越早,生存期越短,治疗效果越差,治疗尽量选择无创或轻创的保守治疗;患者复发、转移出现得越晚,生存期越长,治疗效果越好,治疗可根据具体情况采取较为激进的治疗,如再手术、射频消融、冷冻或放疗等。

温馨提示

如果肿瘤比较早,能够完整切除,一部分患者可以治好,但仍有一部分患者术后会发生复发或转移。如果无法完整切除,通过放化疗只能适当延长生命,无法治好。

26 **胰母细胞瘤术后需要复查吗?要查哪些项目?**

胰母细胞瘤术后需要复查,一般术后半年内每两个月复查一次,包括全腹B超、AFP水平(特别是如果原发肿瘤有AFP升高)。每半年复查一次强化的CT或MRI。没有异常则继续观察,如果发现AFP明显升高或B超发现问题,进一步进行上腹平扫+强化CT(或MRI),必要时行PET-CT检查。半年后每3个月复查1次(检查项目与同半年内相同),每半年做1次上腹平扫+强化CT(或MRI),坚持到术后2年。2年后,每半年复查1次,一年做一次上腹平扫+强化CT(或MRI),坚持到术后5年。5年后每年复查1次。另外,如果患者自觉不适或有异常感觉,则应随时进行检查。

复查过程中如果出现单纯AFP升高,B超、CT、MRI或PET-CT等影像学检查均未见异常,则继续观察,但复查时间改为每月1次。一部分患者肿瘤标志物升高是一过性的,可能过一段时间会好转,好转者恢复原来的复查间隔;如果下次复查时肿瘤标志物明显升高,即使影像学检查未见异常,也应该高度怀疑肿瘤出现转移或复发,则每月复查一次,直到影像学发现病灶为止。

27 **胰岛素瘤如何治疗?胰岛素瘤能治好吗?**

(1)一般治疗。应用药物和饮食相结合的方法,对减轻一些患者的症状是有效的。严格按时加餐可预防低血糖的发生。

(2)胰岛细胞瘤的外科治疗。胰岛素瘤根治性的方法为手术切除肿瘤,大部分行肿瘤剜除即可。当肿瘤位于胰头且较大时(恶性可能性大),有可能需要行胰十二指肠切除术,即使出现转移的患者,亦可通过原发灶及转移灶的切除缓解症状。由于绝大部分胰岛素瘤是良性肿瘤,通过手术能够治好,即使是恶性胰岛素瘤,根治术后绝大部分都能治好。

(3)胰岛细胞瘤的非手术治疗。临床最多用的口服药为二氮嗪,是胰岛素分泌的抑制剂,能改善高胰岛素血症的症状。剂量范围每次为100~200 mg,每日1~2次,口服,维持期用量逐渐减少。二氮嗪可引起水肿,所以有心脑功能不全的患者应慎用,必要时可与利尿药合用。

(4)辅助治疗。药物包括肾上腺皮质类固醇、钙离子拮抗药、长效生长抑素类似物8肽等。对于恶性胰岛细胞瘤,可采用链霉素、氟尿嘧啶、普卡霉素、多柔比星、干扰素 α 等,效果欠佳。

28 得了胰腺癌应该如何选择治疗方案?

胰腺癌是腹部恶性程度最高的肿瘤之一,手术切除是唯一一种可能使患者治愈或长期生存的方法,因此只要肿瘤没有远处转移,局部可以完整彻底切除,患者的体质可以耐受手术,均应首先手术切除。手术恢复一段时间(通常术后四周内)根据病理情况、医生建议进行化疗预防肿瘤复发和转移。

如果不具备上述手术条件,比如出现远处转移,一般进行病灶的穿刺活检,根据病理进行全身化疗,如出现局部疼痛,可再辅以局部放疗;如没有远处转移,只是局部无法完整彻底切除(如侵犯邻近大血管或广泛侵犯邻近脏器或广泛淋巴结转移),可先行穿刺活检,根据病理进行全身化疗,如出现局部疼痛,可再辅以局部放疗,有一小部分患者通过放化疗肿瘤明显缩小可以进行手术,但绝大部分患者放化疗只是适当延长生命或改善生活质量;如果是因为体质差、基础病多无法耐受手术,可在加强营养支持及调理基础病后进行评估,能手术尽量手术,仍无法耐受手术可酌情进行放化疗。

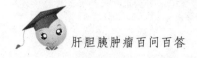

对于无法手术切除,但出现黄疸或呕吐,可以考虑通过微创放置胆道支架或胆道引流解决黄疸问题,也可以通过短路手术来解决黄疸和呕吐问题。

29 胰腺癌手术前需要做哪些术前准备?

(1)备皮。在护士帮助下清洁术区皮肤,避免伤口感染。

(2)饮食控制。术前头一天晚上一般只吃稀软无渣的饮食,术前8小时禁食水,避免麻醉后呕吐导致呕吐物吸进肺里造成严重的肺损伤及感染。

(3)洗肠。术前头一天晚上喝泻药排净大便,避免术中污染伤口及术后便秘。

(4)下胃管。吸出胃内容物,防止麻醉后呕吐导致呕吐物吸进肺里造成严重的肺损伤及感染。另外胰头癌手术时需要部分胃切除,下胃管可以在术后持续吸引胃内容物,防止胃部伤口被撑破。

(5)下营养管。营养管是一条软而细长的胶管,一端位于体外,一端置入肠道,通过此管可将营养直接输入肠道,避免食物经过肠道缝合处,虽然患者没吃,但起到吃一样的效果。通过胰头癌手术后需要消化道重建,短期内难以经口进食,需要较长时间静脉输液,即昂贵又不利于患者恢复。

> **温馨提示**
>
> 下营养管可以使得患者在术后早期进行肠道营养的给予,即通过营养管将营养液(如高汤、牛奶、豆浆、肠内营养制品等)直接滴注到肠道内,即经济又有利于患者的恢复。胰体尾癌则不需要下营养管。

(6)下尿管。一般在术前病房内或手术室麻醉后进行放置。因为胰腺癌手术时间比较长,放置尿管既可以方便术中观察尿量又可以防止尿潴留。

(7)镇静安眠。术前晚上一般都会给患者服用镇静安眠的药物,如安定,防止患者由于过度紧张无法入睡造成精力消耗。

(8)抗生素皮试。由于胰腺癌手术创伤大,尤其是胰头癌手术,涉及肠道的切除重建,存在感染的风险,因此常规进行抗生素皮试,术前半小时给予抗生素预防感染。

(9)心理辅导。对患者进行术前心理辅导,安抚患者,最大限度的消除患者紧张、焦虑的情绪,告知手术相关的流程事宜,以便配合。

30 胰腺癌术后为什么常常出现腹部不适、腹胀、腹泻？应该如何治疗？

胰头癌往往是行胰十二指肠切除术,手术创伤很大,涉及多个脏器的全部或部分切除,导致一些消化功能的缺失或不足,从而引起患者消化不良而出现腹胀。另外,胰十二指肠切除术还涉及多处消化道重建,改变了人体原本的消化道结构,导致食物通过不顺畅,从而造成腹胀不适。还有就是该手术由于创面很大,术后必然会造成一定的腹腔粘连,导致患者自觉腹部不适。胰体尾癌术后腹胀、腹部不适一般较轻,往往是由于术后腹腔粘连造成。

另外,胰腺的一项重要功能就是分泌胰液(内含多种胰酶)参与脂肪性食物的消化,没有胰液或胰液不足,就会导致脂肪性食物无法消化,出现脂肪泻,即只要患者吃了油大一点的食物就出现腹泻,甚至还没等吃完饭就要去厕所,而且大便中含有大量的油花。胰腺癌手术后由于切除了部分胰腺或术后胰管狭窄、闭锁,导致胰液分泌不足,从而出现腹泻,严重的会导致患者明显的营养不良。

温馨提示

对于腹部不适和腹胀,可以考虑服用扶正理气的中药及复方消化酶和胃肠动力药缓解症状。对于腹泻,可以口服一些胰酶制剂弥补胰液的不足。常用制剂有得每通（胰酶肠溶胶囊,德国）,复方消化酶等。

除此之外,由于手术中需要清扫相应区域的淋巴结、神经和软组织,势必会对该区的神经功能造成损害,而这些神经对于胃肠道的功能有着重要的调节作用, 神经功能损害后就会出现腹部不适、腹胀、腹泻即消化不良的症状。大部分患者随着身体的逐渐恢复,这些症状一般都会逐渐好转,但极少部分患者会出现持续的症状,甚至逐渐加重。

31 胰腺癌出现肝转移该如何治疗？

胰腺癌非常容易出现肝转移,一旦出现肝转移,就意味着肿瘤属于晚期,手术切除通常不再适合,一般进行全身化疗,必要时结合局部的放疗。如果是

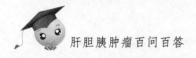
根治术后出现肝转移,个数小于 3 个而且最大直径小于 3 cm,可以考虑进行射频消融治疗或放疗。

32 **胰腺癌手术有哪些危险?**

危险可分为术中和术后两个阶段。

术中危险主要是麻醉过敏、术中出血、心脑血管意外、术中损伤到邻近本该保护的器官或组织等,肿瘤越大、患者年龄越大、体质越差、术前基础病越多,出现的概率越大。术后危险包括术后出血、胰漏、胆漏、吻合口漏、吻合口出血、吻合口狭窄、消化不良、胃瘫、腹腔感染及伤口感染等, 往往和手术创伤的大小、患者的体质、年龄和基础病相关。

> **温馨提示**
> 对于胰体尾癌切除来说, 主要是胰漏的问题,但是只要引流通畅,一般均能够逐渐恢复。

对于胰十二指肠切除术来说,由于本手术涉及多个脏器的全部或部分切除和切除后重建,创伤巨大,术后非常容易出现各种并发症, 直接影响患者的恢复过程,导致病情迁延、恶化、甚至死亡。文献报道,胰十二指肠切除术后并发症发生率达 30%~60%,死亡率 5%~15%,目前一些国际上及国内高水平的医院死亡率可控制在 5% 以下。其中最危险的并发症为胰漏,是胰十二指肠切除术术后早期患者死亡的主要原因。其次为胆漏、吻合口出血、胃瘫、腹腔出血及感染、腹泻等。

33 **胰腺癌术后多长时间可以吃饭、喝水?**

胰头癌往往是行胰十二指肠切除术, 手术创伤很大, 涉及多处消化道重建,往往恢复较慢。一般情况下患者出现排气(术后 3~5 天) 后可以试着少量喝水,吃流质(如藕粉、米汁、果汁等),每次一小口,如果没有出现腹胀不适的感觉,可以逐渐增加饮水、进食次数。7~10 天以后如果患者感觉尚可, 可以逐渐过渡

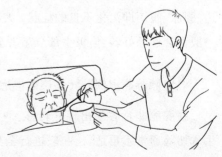

到半流质(如鸡蛋羹、稀饭、面汤),同样也是开始一小口,吃完没有不适,过半小时再吃,如此反复。患者感觉良好,逐渐加量。一般术后两周基本可以完全通过少吃多餐解决营养问题。

胰体尾癌由于没有涉及肠道重建问题,一般术后2天即可试着饮水、吃流质,然后逐渐加量直至正常饮食。

34 胰腺癌什么时候开始化疗?化疗需要多少个疗程?化疗都用什么药物?效果怎么样?

化疗分为术前新辅助化疗、术后辅助化疗、单纯化疗几种。对于术前认为不可切除或勉强切除的患者,往往可以考虑先行化疗,希望通过化疗达到肿瘤缩小能够切除的目的,此种化疗称为术前新辅助化疗,一般需要两个或以上的疗程。对于手术后的患者,一般都需要进行辅助化疗预防复发,此种化疗称为术后辅助化疗,一般在术后4周左右,患者身体恢复较好是开始。如果肿瘤切除彻底,化疗期间复查没有复发或转移迹象,一般需要4~6个疗程,如果出现复发或转移的迹象,则需要考虑更换化疗方案或联合其他治疗,具体的疗程则需根据病情和医生经验来决定。而大部分患者就诊时已没有根治性手术机会,治疗往往就是以化疗为主的综合治疗,此种化疗为单纯化疗,具体需要几个疗程往往没有定数,需要根据病情变化进行调整。

温馨提示

最近研究发现,吉西他滨+清蛋白紫杉醇效果较前几种方案略好,但是价格昂贵。

胰腺癌本身对化疗不甚敏感,一般有效率在20%左右。目前化疗方案多为多药联合,常用的方案有吉西他滨+顺铂(或奥沙利铂)、吉西他滨+替吉澳。如果体质较差,可以用单药,如单用吉西他滨或单用替吉澳。

35 胰腺癌需要放疗吗?

对于可手术切除的胰腺癌,一般主张以手术为主的治疗,但由于患者身体条件差而无法耐受手术,或肿瘤较小,也可以考虑放疗。对于局部肿瘤较晚,无

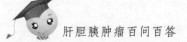

法彻底切除的胰腺癌,可以考虑先行放疗和化疗,如果肿瘤缩小,适合手术后再行手术治疗。如果肿瘤广泛转移,一般不适合放疗,但是如果由于肿瘤局部侵犯神经造成疼痛或骨转移造成疼痛可以考虑行局部放疗缓解疼痛。

36 胰腺癌术后如何复查?要查哪些项目?出现问题后怎么办?

术后的患者一般在半年内每两个月复查一次,包括上腹或全腹 B 超、血常规、肝肾功能、胰腺癌相关肿瘤标志物,如果没有异常则继续观察。如果发现肿瘤标志物明显升高或 B 超发现问题, 则应进一步进行上腹平扫+强化 CT (或MRI),必要时行 PET-CT 检查。即使没有异常,在第 6 个月建议也做 1 次上腹平扫+强化 CT(或 MRI)。半年后每 3 个月复查 1 次(检查项目与半年内相同),每半年做一次上腹平扫+强化 CT (或 MRI),坚持到术后 2 年。2 年后,每半年复查一次,一年做一次上腹平扫+强化 CT (或 MRI),坚持到术后 5 年。5 年后每年复查一次。另外,如果患者自觉不适或有异常感觉,则应随时进行检查。

复查过程中如果出现单纯肿瘤标志物升高,B 超、CT、MRI 或 PET-CT 等影像学检查均未见异常,则继续观察,但复查时间改为每月 1 次。一部分患者肿瘤标志物升高是一过性的,可能过一段时间会好转,好转者恢复原来的复查间隔。如果下次复查时肿瘤标志物明显升高,即使影像学检查未见异常,也应该高度怀疑肿瘤出现转移或复发,则每月复查一次,直到影像学发现病灶为止。

术后复发或转移出现的时间越短,预后越差;出现的时间越晚,预后越好。由于胰腺特殊的位置和功能, 术后出现局部复发再行手术的机会很小,一旦局部复发,往往只能进行全身治疗 (如化疗) 或局部微创治疗(如放疗或消融治疗)。如果在术后半年内, 尤其是 3 个月内即出现转移,往往预示肿瘤恶性程度高、体内术前即存在微小转移, 无论如何治疗,效果均很差,因此尽量避免创伤

温馨提示

1 年后出现转移,如果转移在肝脏、个数在 3 个以内,可以考虑积极局部处理, 如放疗或消融治疗甚至手术切除。如果出现多脏器、广泛转移,一般只进行全身治疗(如化疗)。

过大的治疗(如再次手术),应该采取全身治疗(如化疗)或局部微创治疗(如放疗或消融治疗)。

37 胰头癌如何治疗?

(1)根治性手术切除。是唯一能使患者治愈或长期存活的方法。常规的手术方式为胰十二指肠切除术,是腹部最大的手术之一,切除范围包括胆囊、肝外大部分胆道、胃远端、胰头、十二指肠、近端空肠(约 20 cm)及周围淋巴结;切除后再行消化道重建:胰肠吻合、胆肠吻合、胃肠吻合、空肠侧-侧吻合及胃残端闭合。根治性手术切除适于一般情况较好、肿瘤较早(没有远处脏器或远处淋巴结转移而且局部可完整切除)的患者。

(2)短路手术或支架、引流手术。当患者体质差或肿瘤较晚(有远处脏器或远处淋巴结转移或局部无法完整切除),无法行根治性手术切除时,可以根据患者的具体情况选择短路手术或支架、引流手术。短路手术包括胆囊切除、胆肠吻合(解决胆管末端被肿瘤压迫造成胆道梗阻引起的黄疸)、胃肠吻合(解决已发生的或即将发生的因肿瘤压迫十二指肠造成的消化道梗阻、无法进食)、两个空肠侧-侧吻合。优点是有效解决黄疸和进食问题,胆道感染发生率较低;缺点是需要开腹手术,手术有较大的创伤。相对于短路手术,支架、引流手术属于微创手术,在局麻下通过ERCP或PTCD在胆道内放置支架或导管进行引流,解决黄疸问题。不需开刀,创伤小,恢复快。支架和引流手术也各有利弊。

支架的优点

胆汁可以直接进入肠道参与消化,体外无任何引流管或引流袋,方便、整洁;缺点是经常造成反复的胆系感染、发烧,一旦支架梗阻疏通困难,往往需要引流手术来补救。引流手术优点是很少出现胆系感染、发烧,一旦梗阻可通过引流管进行冲洗,疏通容易;缺点是始终要体外带引流管和引流袋。

(3)放化疗。手术后放化疗可以起到一定的预防和辅助作用。对于绝大多数胰头癌患者就诊时已无根治性手术机会,需要其他姑息治疗帮助改善生活质量、延长生存期,其

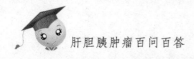

中重要的姑息手段就是放化疗。

(4)中医中药。胰头癌患者在术后或放化疗期间往往出现明显的胃肠道反应,比如腹胀、恶心或消化不良,适当服用一些中药能够缓解部分症状。

38 胰体癌、胰尾癌及胰体尾癌如何治疗?

(1)根治性手术切除。是唯一能使患者治愈或长期存活的方法。常规的手术方式为胰体尾切除术+淋巴结清扫术,切除范围包括胰腺体部、尾部切除和脾及周围淋巴结。根治性手术切除适于一般情况较好、肿瘤较早的患者。

(2)放化疗、中医中药治疗。同胰头癌。

康复疑问

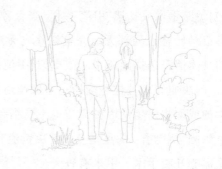

39 壶腹周围恶性肿瘤患者术后饮食上应注意什么?

饮食要清淡易消化,循序渐进,先从最软的吃起,如稀饭、面条等,逐渐增加其他肉类及蛋白,少食多餐。术后要讲究饮食卫生,生吃瓜果类食物时,一定要洗净,要多吃含有维生素 A 的食物,但要注意适量,不宜过量。忌暴饮暴食,忌辛辣刺激的调味品,忌烟、酒、油菜和咖啡,因为这类食物对术后患者身体的康复是非常不利的。

40 壶腹周围恶性肿瘤患者术后运动应注意哪些?

3 个月内适量运动,如散步、快走,根据自己体力逐渐增加运动量。术后 1 个月内避免剧烈运动。

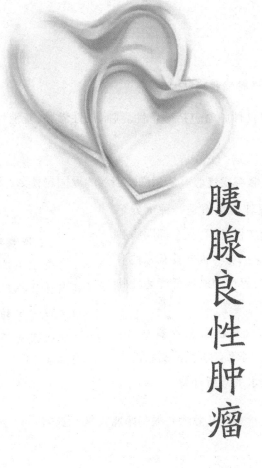

胰腺良性肿瘤

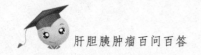

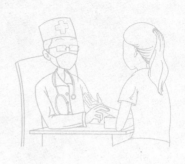

基础疑问

1 胰腺良性肿瘤有哪些？

常见的胰腺良性肿瘤包括潴留性囊肿、假性囊肿、浆液性囊腺瘤、黏液性囊腺瘤等。

2 什么是胰腺实性假乳头状瘤？引起的原因是什么？哪些人容易得？

胰腺实性假乳头状瘤是一种十分罕见而且独特的囊实性肿瘤，在全部胰腺肿瘤中仅占 0.17%~2.7%，属于具有恶性潜能的良性肿瘤、交界性肿瘤或低度恶性肿瘤，生长缓慢，边界清楚。

胰腺实性假乳头状瘤患者多为 20~30 岁年轻女性，因此有学者推测它的发生可能与雌激素水平升高有关。

> **温馨提示**
> 关于实性假乳头瘤的病因目前尚无明确的答案，但可以肯定的是它的发生与急性或者慢性胰腺炎没有关系。

3 胰腺实性假乳头状瘤有哪些临床表现？会转移吗？出现转移意味着晚期吗？

胰腺实性假乳头状瘤没有特异性的临床表现，即不能说出现了某某症状就一定是胰腺实性假乳头状瘤。根据发生位置不同，患者可能表现出不同的症状。如发生在胰腺尾部且体积较小，那么患者可能感觉不到任何不适的症状；胰腺实性假乳头状瘤的体积可以巨大，达到十几甚至二十多厘米，此时，巨大的胰腺实性假乳头状肿物会压迫到邻近十二指肠或者胃，那么就会表现为不完全肠梗阻/完全肠梗阻，患者会出现腹胀、腹痛，进食少，进食稍多便呕吐，同时，停止排便排气。

胰腺实性假乳头状瘤约 15% 的患者可以发生肝转移和腹膜转移，多数在初次确诊时即可发现，少数在手术切除数年后发现。但与恶性肿瘤的转移不同，胰腺实性假乳头瘤出现转移并不意味着晚期。确诊胰腺实性假乳头瘤时即使出现肝转移(最常见)或者其他远处转移，也不是晚期的表现，应当积极进行手术治疗。

4 什么是自身免疫性胰腺炎？都有哪些临床表现？

自身免疫性胰腺炎是慢性胰腺炎的特殊类型，临床表现为梗阻性黄疸、腹痛、体重减轻等，易误诊为胰腺癌而行手术治疗。好发于 60 岁左右老年男性。这种疾病是当人体的免疫系统功能异常(先天性或者后天性)，攻击自身的胰腺组织并引起胰腺组织慢性炎症时，便称之为自身免疫性胰腺炎。因此，约 60% 的自身免疫性胰腺炎患者同时合并其他自身免疫性疾病。当患者没有胆道结石和饮酒史却表现出慢性胰腺炎的症状时，应当高度怀疑自身免疫性胰腺炎。

自身免疫性胰腺炎最常见的临床表现为梗阻性黄疸、腹痛或者背部疼痛。梗阻性黄疸是由于胰头部的慢性炎症导致胰腺肿胀，压迫到从胰头部经过的胆总管，胆汁排出不畅。最初是巩膜(眼白)黄染，逐渐出现全身皮肤黄染，以及大便颜色发灰、发白，小便发黄、深褐色。腹部疼痛或背部疼痛都是由于慢性炎症、肿胀的胰腺压迫周围神经所致。此外，由于胰液和胆汁排出不畅，患者可能出现

温馨提示

除了胰腺本身相关的症状外，由于自身免疫性胰腺炎常伴有全身性自身免疫病，所以也会出现胰腺外的表现，如 35% 的患者合并肾脏侵犯，表现为间质性肾炎;30% 的患者可出现炎症性肠病，以溃疡性结肠炎多见;10% 的患者伴有腹膜后纤维化。

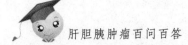

消化道的症状，表现不一，如食欲缺乏、消化不良、腹泻、恶心、呕吐等，进而导致乏力、体重下降。

5 什么是胰腺副神经节瘤？是恶性肿瘤吗？对人体有哪些危害？

胰腺副神经节瘤是一种发生在胰腺的神经内分泌肿瘤，"神经"指其起源于分布在胰腺的副交感神经节细胞（一种特殊类型的神经细胞），"内分泌"指此种肿瘤有分泌并释放激素到血液中的功能，主要是去甲肾上腺素（一种可以使血压升高的激素，正常情况下主要由肾上腺髓质分泌）。

绝大多数胰腺副神经节瘤是良性肿瘤，少数为恶性。与其他肿瘤不同，胰腺副神经节瘤的良恶性通过是否发生远处转移（如肺、骨、脑）来判断，而不是依靠组织病理来判断。

温馨提示

如果能够确诊胰腺淋巴上皮囊肿且患者无明显临床症状，则可以行保守治疗，仅定期复查即可；若患者出现明显临床症状、影响日常生活，则推荐手术切除，具体手术方式视术中情况而定。

胰腺副神经节瘤对人体最主要的危害是分泌去甲肾上腺素造成人体血压的升高，尤其是恶性高血压，发作时收缩压（即高压）可达到 26 kPa(195 mmHg)以上，同时伴有心悸、气短、胸部压抑、头晕、头痛、出汗、恶心、呕吐、腹痛、视觉模糊、精神紧张、焦虑和恐惧、面色苍白、四肢发凉、震颤等症状。此外，还会导致人体处于高代谢状态，从而出现发热、消瘦、体重下降等。

6 什么是胰腺淋巴上皮囊肿？是恶性吗？临床表现有哪些？需要治疗吗？

胰腺淋巴上皮囊肿是一种非常独特而又罕见的胰腺囊性疾病，囊肿壁内衬有成熟的淋巴上皮，周围有淋巴样组织。

温馨提示

胰腺表皮样囊肿有破裂、继发感染可能，建议手术切除。

胰腺淋巴上皮囊肿是一种良性疾病，而且没有恶性倾向，即不会发生远处转移,手术切除后也不会复发。

淋巴上皮囊肿好发于成年男性,无特异性表现,仅部分患者出现腹痛、腹部不适、腹泻、恶心、呕吐等症状。

7 什么是胰腺表皮样囊肿？会发生恶变吗？如何治疗？

表皮样囊肿在组织学上由鳞状上皮组成,通常发生在皮肤,极少数情况下见于胰腺,起源于异位表皮细胞,系胚胎发育异常所致。

胰腺表皮样囊肿是一种良性疾病,一般不发生恶变。但由于表皮样囊肿囊壁为典型的复层鳞状上皮,在一定条件下可发生恶变,成为鳞状上皮癌,多次手术后反复复发可发生癌变。

8 什么是胰腺血管淋巴管瘤？好发人群和部位是哪些？有哪些表现是什么？

血管淋巴管瘤又称血管错构瘤,是一种比较罕见的微静脉和淋巴管的混合畸形,易发生在头颈部,极少数情况下见于胰腺,可能与发育异常有关。

胰腺血管淋巴管瘤好发于女性,男女比例为 1:8,多见于年龄超过 50 岁者,胰头部多见,其次是胰尾部。

胰腺血管淋巴管瘤多以腹痛及腹部肿块为主要首发症状。如肿块破溃及继发感染,则有畏寒发热,腹痛加剧,出现压痛、反跳痛等腹膜炎体征。

9 胰腺血管淋巴管瘤会恶变吗？如何治疗？

胰腺血管淋巴管瘤是一种良性疾病,目前尚无关于其是否会发生恶变的资料。由于胰腺血管淋巴管瘤有发生破裂出血、继发感染的可能,推荐手术治疗。

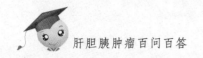
诊断疑问

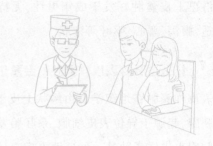

10 如何进行胰腺实性假乳头状瘤的诊断？

胰腺实性假乳头状瘤的最后确诊依赖于术后病理，即将手术切取下来的标本送往病理科，由专业的病理科医师镜下观察并进行免疫组织化学分析，才能百分之百确定。也就是说，只有术后病理才是确定胰腺实性假乳头状瘤的金标准，术前的任何检查或者化验都不能确诊胰腺实性假乳头状瘤，只能作为胰腺实性假乳头状瘤确诊的辅助诊断手段。

目前没有针对胰腺实性假乳头状瘤的特异性的血清学指标。肝胆胰肿瘤常用的肿瘤标志物，如甲胎蛋白、CA19-9、CEA 对于胰腺实性假乳头状瘤的确诊没有任何帮助，只能是作为排除胰腺恶性肿瘤如胰腺癌的辅助检查。

术前的影像学检查如 CT 或者 MRI 也只能是作为排除胰腺其他恶性肿瘤的一种手段。胰腺实性假乳头状瘤在影像学上的表现随各种构成成分(假乳头区、实性区、囊性区)比例的不同而不同。一般来说，体积较小的胰腺假乳头瘤以实性区为主，囊性区随着肿瘤体积的增大而扩大，实性区在增强扫描时可见延迟增强，而囊性结构在增强扫描时不出现延迟增强。

目前，超声引导下细针穿刺活检诊断胰腺实性假乳头瘤的方法也被应用于临床。细针穿刺活检即在超声引导下，使用穿刺针从体表一直穿刺到体内的肿瘤内

温馨提示

理论上说，细针穿刺活检可以作为确诊胰腺实性假乳头瘤的一种手段，但是由于这是一种有创操作，因而应用的并不广泛。

部,然后夹取或者勾取部分组织,送往病理科由病理科医师鉴别。

11 自身免疫性胰腺炎如何诊断？

(1)影像学(首选增强 MRI)

- 胰腺:腺体弥漫性/局限性/局灶性增大,有时伴有包块和(或)低密度边缘。
- 胰胆管:弥漫性/局限性/局灶性胰管狭窄,常伴有胆管狭窄。

(2)血清学

- 血清 IgG 或 IgG_4 水平升高。
- 其他自身抗体阳性(如抗核抗体、抗线粒体抗体、抗乳铁蛋白抗体、抗纤溶酶原结合蛋白)。

(3)组织学。胰腺病变部位活检示淋巴浆细胞浸润伴纤维化,有大量 IgG_4 阳性细胞浸润。

(4)可选择的标准。对激素治疗的反应。在患者仅满足影像学两条必备条件,且血清学指标均为阴性的情况下,激素试验性治疗可在专科医师的密切注视之下进行。

上述诊断标准中,两条影像学为必备条件,血清学和组织学可仅具备其一。手术切除的胰腺标本组织病理证实为自身免疫性胰腺炎时也可做出自身免疫性胰腺炎的诊断。

治疗疑问

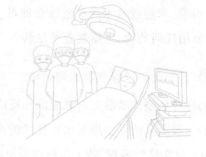

12 胰腺实性假乳头状瘤如何治疗？

手术是治疗胰腺实性假乳头状瘤的最好的、唯一的办法,手术切除后预后良好,肿瘤完整切除后 5 年生存率可达 95%以上,手术切除后极少发生复发。

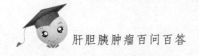

即使术后发生复发或者转移,再次手术后的预后仍然乐观。

手术方式视术中的具体情况而定,大小并不是影响手术方式的重要因素,决定手术方式的重要因素是胰腺实性假乳头状瘤的位置、与主胰管的关系、与周围重要血管及脏器的关系。最理想的手术方式是完整剥除肿瘤本身,同时不切除胰腺及周围脏器,但这要求肿瘤本身完整,且与胰腺、脾脏及重要血管(如脾血管、门静脉)的关系不密切,而且需要具有外科经验丰富的外科医生实施手术。相反,如胰腺实性假乳头状瘤与上述结构关系密切时,则不仅要切除肿瘤本身,而且需要联合周围其他脏器切除,这意味着胰腺、脾脏等脏器可能需要部分或者完整切除。

然而,上述手术方式都是建立在能够切除的前提之上,如若不能进行手术切除,只能是行姑息减瘤术(即切除一部分肿瘤)或者是胃造瘘术,目的是缓解患者的症状或者解决患者不能进食的问题。

胰腺实性假乳头状瘤对放疗、化疗均不敏感,在术前或者术后均不需要辅助的放疗或者化疗。

胰腺实性假乳头状瘤患者在饮食上无特殊注意事项,术前或者术后正常饮食即可,术后无需服用任何药物,定期复查便足够。

注意事项

姑息减瘤的意义相对于其他恶性肿瘤的姑息减瘤手术要大,因为胰腺实性假乳头状瘤对周围组织的侵犯多为炎性粘连,而不是其他恶性肿瘤那样的恶性肿瘤细胞浸润。

13 自身免疫性胰腺炎如何治疗?

(1)自身免疫性胰腺炎对激素治疗反应良好。

(2)一般激素治疗2周后出现症状的改善。激素治疗2~4周后评估肝酶、血清IgG_4及影像学表现,若无好转则需重新考虑胰腺肿瘤可能,若有好转则更支持自身免疫性胰腺炎诊断,此后继续使用激素维持治疗9个月到1年。

(3)激素治疗停药后有复发的风险,复发比例为40%~71%,一般发生在激素治疗后3年。如果在激素维持治疗时出现血清IgG_4的升高,同时伴有腹痛、黄染等临床症状或影像学检查提示胰腺体积增大,出现腊肠样改变,常常提示复发,此时需要再次采用高剂量激素进行维持治疗,同时可以联用或换用免疫调节剂和单抗类药物。长期激素维持治疗可有效降低复发率,但需要注意骨质疏松、糖尿病、感染等激素并发症。为了预防复发,推荐维持治疗 3 年。

(4)自身免疫性胰腺炎不推荐手术治疗,除外以下两种情形:①激素治疗无效者;②高度怀疑恶性肿瘤者。

14 胰腺副神经节瘤如何诊断?怎么治疗?

胰腺副神经节瘤的诊断依据

- 临床表现:高血压、高代谢表现。
- 化验:香草酸(HVA)和香草扁桃酸(VMA)水平升高。
- 增强 MRI:多发生在胰头,体积较大,内部多出现坏死、囊性变,增强 MRI 动脉期强化不明显,静脉期和平衡期强化明显。

首选手术治疗,手术方式视术中具体情况来定。胰腺副神经节瘤对化疗不敏感,不推荐。但对于恶性胰腺副神经节瘤能够切除者以手术治疗为主,不能切除者可实施放疗,不管原发灶是否彻底切除,术后均需要辅助放疗。发生转移的患者可以使用 α–甲基酪胺控制症状。

康复疑问

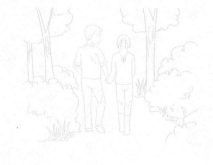

15 胰腺良性肿瘤患者术后饮食应注意哪些?

合理安排饮食,以高热量、高维生素、低脂肪、适量优质蛋白为主。要清淡

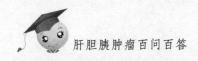

易消化、营养丰富、质地可口,以增进食欲为目的。对于术前、术后血糖异常的患者,需要注意控制血糖。

16 胰腺良性肿瘤患者术后运动应注意哪些?

3个月内可进行散步、打太极拳等轻微运动,逐渐增加运动量,以自己感觉不到疲惫为准,不可做剧烈运动,之后逐步恢复正常。